Kai Bolten

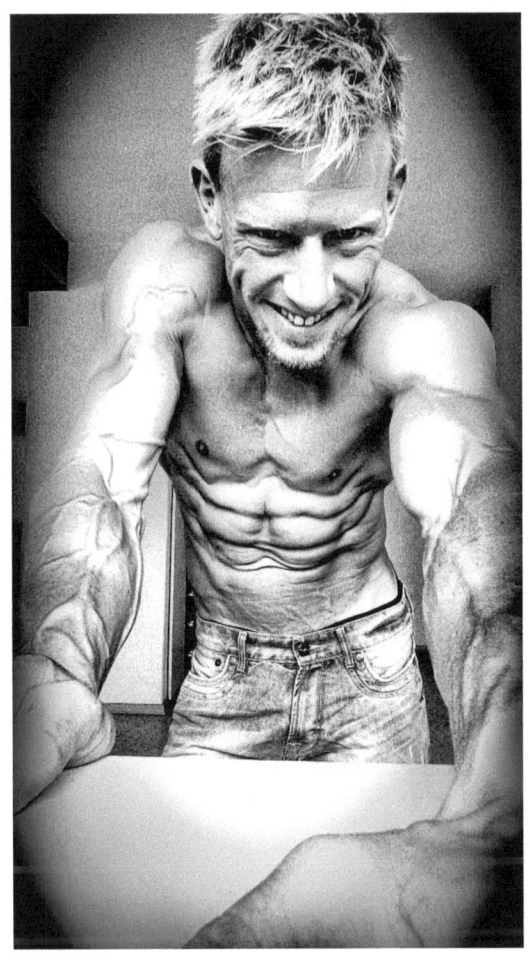

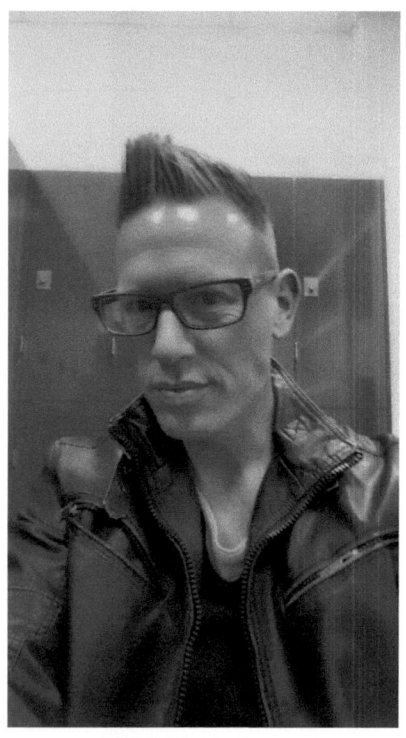

Kai Bolten
geboren 1974 in Bedburg, arbeitet als Baumpfleger und freier
Autor.

Planet Fatburner

von
Kai Bolten

2017

Lektorat
L. Alexander Metz

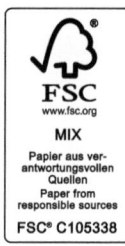

Herstellung und Verlag:
Books on Demand GmbH, Norderstedt

Umschlaggestaltung und Fotos:
Kai Bolten

Lektorat/Korrektorat:
L.A.M.
L. Alexander Metz

Herausgeber:
Kai Bolten
Hessenbachstraße 29a
86157 Augsburg

Autoren-Kontakt: bonsai-tiger@gmx.de

ISBN

Inhaltsverzeichnis

Vorwort

Liebe Leserin, lieber Leser

Zuerst möchte ich Dich einmal herzlich beglückwünschen, dass Du Dich entschieden hast, dieses informative Buch zu lesen. Was erwartet Dich? Ich werde Dir keine literarische Kunst um die Ohren hauen, viel mehr werde ich Dich mit Hilfe dieses Buches zu Deiner „Traumfigur" begleiten. Meine Brötchen verdiene ich als Gärtner und Baumkletterer, also als eines der Schlusslichter in der Nahrungskette, wenn man das so betrachten möchte. Basierend auf meinen Erfahrungen, die ich in meinem Leben gemacht habe, begann ich nach meinem 40 Lebensjahr mit dem Schreiben dieses Werkes. Hauptsächlich geht es in dieser Lektüre um Sport, um einen gesunden Körper, ein bisschen Ernährung, wie man sich ohne Fitnessstudio fit hält, und um den ganz normalen Wahnsinn. Ich bin (zum Glück) kein professioneller Fitnesstrainer und auch kein Wissenschaftler. Wer hier irgendwelche komplizierten Ernährungstabellen oder Berechnungen erwartet, den muss ich leider enttäuschen. Vielmehr möchte ich Dir aufzeigen, wie man Sport und Fitness im alltäglichen Leben mit einbeziehen kann und wie dies ohne großen finanziellen Aufwand möglich ist, wenn man(n)/frau einen gewissen Ehrgeiz entwickelt. In mehr als 20 Jahren habe ich eine Menge sportliche „Selbstversuche" unternommen. Meistens stand nur die Neugierde dahinter, häufig auch einfach nur der Spaß an der Sache, aber manchmal grenzten diese Versuche auch an Wahnsinn. Ich habe den Sport nicht neu erfunden, aber eine Methode entdeckt, diese sportlichen Aktivitäten nahtlos mit ins Alltagsleben zu integrieren. Beim Schreiben springe ich bewusst durch die verschiedenen Kapitel, gespickt mit lustigen Anekdoten aus meinem Leben, um Dich auf eine kleine, sportliche Zeitreise mitzunehmen. In diesem „Ratgeber" wirst Du auch meinen imaginären Freund „Herrn Fuzzi", den Urzeitmenschen kennenlernen, der meine Experimente durchführt. Im Mittelteil des Buches habe ich nochmal alle Übungen zusammengefasst. Somit kannst Du Dein Ziel, einen gesunden trainierten Körper zu erhalten, schnell erreichen. Das 3. Kapitel ist für die Motivation gedacht. Möglicherweise kann ich Dich hier inspirieren und zum Mitmachen anregen. Neben Lob erhielt ich für mein Titelbild auch viel Kritik. Dennoch habe ich es bewusst ausgewählt. Hier war es mein Ziel, Dir aufzuzeigen, was durch Training zu Hause alles machbar ist. Es soll Dich aus der „Reserve locken" und zum Nachdenken anregen. Ich wünsche Dir viel Spaß beim Lesen und verbleibe mit meinem Lieblingsspruch:

„Zweifle nicht an dem, was Du tust, sondern zweifle an dem, was andere nicht tun!"

Dein Coach

Wer bin ich und wer bist Du?

Tja, wie beginnt man so ein Buch überhaupt? Wir kennen uns doch gar nicht und ich plaudere hier über die Geheimnisse aus meinem Leben? Wir sollten uns erst mal vorstellen. Wie Du das allerdings bewältigen wirst, ist mir (noch) ein Rätsel. Mein Name ist Kai und zurzeit befinde ich mich in der mittleren Lebensphase. Also alt genug, um mir während dieser Zeit ein fachkundiges Wissen anzueignen zu können, dennoch auch jung genug, um von Dir zu lernen. Ich hoffe es ist in Ordnung, dass ich beim Schreiben die „Du-Form" gewählt habe. Schließlich sind wir ja beim Sport und da kommt man sich bei manchen Aktivitäten schon mal näher. Zudem finde ich die „Du-Form" viel persönlicher und bezwecke ja mit diesem Buch, Dich persönlich anzusprechen. Kommen wir zu der Frage: Wer bin ich und wie ticke ich, wie gehe ich damit um? Welche Gedanken schießen durch meinen Kopf? Dies wirst Du im Laufe der nächsten Kapitel erfahren. Hier habe ich verfasst, was ich so sportlich erlebt und welche Erfahrungen ich damit gemacht habe. Bis auf zwei Jahreszahlen ist es mir auch gelungen, alles chronologisch niederzuschreiben.

Vom Körperbau bin ich eher der unscheinbare Typ (gewesen). Das musste ich schon im Alter von 22 beziehungsweise 23 Jahren feststellen. Ich erinnere mich noch daran, als ich im Medizinunterricht meinen Dozenten beobachtete. Er stand hinter dem Pult und gestikulierte aufgeregt mit seinen Armen durch die Gegend. Ich hörte interessiert zu, wie er uns die verschiedenen „Körpermodelle der Menschheit" vorstellte. Diese unterteilte er in drei Kategorien - den leptosomen, den pyknischen und den athletischen Typ. Um Dir ein Bild zu verschaffen, spreche ich diese drei unterschiedlichen Arten kurz an.

Der leptosome Typ besitzt einen schmalen Körperbau. Es ist ein Mensch, der Unmengen in sich hineinfuttern kann und doch kaum zulegt. Das liegt an seinem hohen Stoffwechsel.

Der pyknische Typ ist eher das Gegenteil. Er ist meist rundlich und nimmt schon fast zu, wenn er nur Nahrungsmittel anschaut. Dieser Mensch besitzt einen kräftigen Körperbau.

Zuletzt noch der athletische Typ. Er sieht aus wie eine römische, antike Statue mit breiten Schultern.

Ich kam an jenem Nachmittag nach Hause und betrachtete mich im Spiegel. Mit 68 Kg und 1,81 m war ich zwar schlank und besaß ein leichtes Sixpack, aber ansonsten hatte ich null sichtbare Muskeln. So ein Mist, ich wollte doch ein Athletikus sein. Stattdessen hatten meine Eltern einen Windhund produziert. Heute, also 20 Jahre später sieht die Sache anders aus. Körperlich hat sich einiges getan. Mit 41 Jahren wog ich knapp 83 Kg bei 11 % Körperfett. Deine Genetik, also was Mutter Natur Dir mit auf den Weg gegeben hat, kannst Du nicht verändern. Jedoch kannst Du einiges daraus machen.

Ein leptosomer Typ der nur auf der Couch herumlümmelt und ungesunde Sachen in seinen Bauch hineinstopft, wird eine schlechte Figur bekommen. Andersherum kann der pyknische Typ mit entsprechender Ernährung und effektivem Training hervorragende Resultate erreichen. Auch ein athletischer Typ kann aus den Fugen geraten, wenn er sein Potenzial nicht nutzt. Damit möchte ich Dir zu Beginn deutlich machen, dass es an Dir liegt, welche Richtung Du einschlägst. Deine Genetik bestimmt die Natur, was Du daraus machst, bestimmst nur Du alleine. Kein Lebewesen kann in eine Kategorie gesteckt werden. Es handelt sich bei jedem Menschen um eine Mischform. Von welchem Typ Du am meisten abbekommen hast, kannst Du selbst am besten feststellen. Drehen wir aber nun einmal die Uhr zurück und beginnen von vorne mit dem ersten Kapitel:

Es war einmal.

Kapitel I

Selbsterfahrung und Grundwissen

1. Es war einmal

Es war einmal. Mh, gut, schon eine Weile her, aber es war einmal, da schrieben wir den 13.05.1974. Es war der Tag, an dem ich das Licht der Welt, besser gesagt das Licht im Kreißsaal erblickte. Kein besonderer Tag für die Menschheit, aber ein besonderer Tag für mich. Ich durfte endlich raus aus dem dicken Bauch meiner Mutti, der mir im 8. Monat schon zu eng geworden war. Laut schreiend, knallrot, untergewichtig und haarlos wie eine Schnecke durfte ich nach der Geburt meine neue Heimat beziehen. Es war ein durchsichtiger Brutkasten, in dem ich weitere Wochen wohnen musste. Mit viel Pflege wurde ich aufgepäppelt und soweit es heute meine Erinnerung noch zulässt, wuchs ich, wie die meisten Kinder, ganz normal auf. Nun ja, ab und zu gab es schon mal Zoff im Elternhaus, aber das hatte vermutlich damit zu tun, dass ich ein frecher Rotzlöffel war. Ich wusste meist alles besser und ließ mir von keinem (oder nur von sehr wenigen Menschen) etwas sagen. Zudem habe ich immer versucht, die Grenzen des Machbaren auszuloten und dies hat sich bis heute auch nicht geändert. Ich kann mich noch gut daran erinnern, wie ich im Kindergarten „rein zufällig" in eine etwas unangenehme Situation hineingeriet. Ich musste damals um die fünf Jahre alt gewesen sein, als ich in der Toilette einen Lüftungsschacht entdeckte. Dieser war vom Fensterbrett aus leicht zu erreichen und übte eine magische Anziehungskraft auf mich aus. Nicht nur, weil es bestimmt verboten war, dort hineinzuklettern, sondern auch, weil es mich brennend interessierte, wo dieser endete. Ich kletterte eines Tages mit einem Freund aus der Kindergartengruppe dort hinein. Erst viele Jahre später, als ich die gegenüberliegende Schule besuchte, wurde mir bewusst, dass es viel mehr ein kleiner Tunnel zwischen einer Mauer und einer Wand aus Glasbausteinen war. Er hatte mit einem Lüftungsschacht nicht viel zu tun. Egal, Kinderaugen sehen das anders und es war aufregend dort hineinzukrabbeln. Wie ich durch den Tunnel kroch, weiß ich nach so langer Zeit nicht mehr. Aber eines ist mir noch bekannt. Dieser endete im Büro der Kindergärtnerinnen. Dort standen wir nun. Natürlich hatten wir nichts Böses im Sinn, denn wir waren ja noch die kleinen Zwerge, die von Recht und Unrecht nicht viel wussten. Wir bedienten uns an den Bonbons, die dort herumstanden. Es waren Eukalyptus-Bonbons, eingewickelt in einem gelbgrünen Papier. Sie schmeckten widerlich, soweit das meine Erinnerung noch hergibt. Mir ist auch noch der Moment bewusst, als plötzlich die Türe aufging und die Kindergartentante vor uns stand. Auch weiß ich noch, dass ich sofort eine Ausrede parat hatte und sagte: „Ich kann nichts dafür, er hat mir die Bonbons in den Mund gesteckt", und deutete mit dem Finger auf meinen Kindergartenfreund. Ich habe oft darüber nachgedacht, wie der Junge hieß, aber mir fällt es beim besten Willen nicht mehr ein. Sollte dieser Junge von damals dieses Buch irgendwann mal in die Hände bekommen und lesen, bitte ich ihn hier um Entschuldigung. Dass meine Eltern über diesen Vorfall nicht besonders erfreut waren, muss ich ja hier nicht mehr erwähnen. So verging die Zeit und ich entwickelte mich zu einem Teenager, der nach wie vor meist nur Blödsinn im Kopf hatte. Meine Schulzeit verlief bis auf die Zusatzarbeiten, welche ich für mein vorlautes Mundwerk bekam, und das wöchentliche Nachsitzen, weil meine Leistungen nicht immer dem Soll entsprachen, relativ problemlos. Die Schulzeit habe ich noch in guter Erinnerung. Besonders den Sportunterricht und die Pausen. Dort hatte ich immer viel Spaß, weil man im Sportunterricht nicht viel aufpassen musste und es in den Pausen immer was zu essen gab. Und hier ist auch der Inhalt meines Buches gegründet, auf dem sich diese ganze Schreiberei stützt: Bewegung und Ernährung.

2. Warum werden wir eigentlich dick?

Um diese Frage zu beantworten, müssen wir uns erst einmal klarmachen, aus was ein Mensch überhaupt besteht. Nun ja, zwei Arme, zwei Beine, ein Kopf, Augen und Ohren und noch ein paar andere Organe, die ich jetzt aber nicht alle aufzählen möchte. Was Dir aber bestimmt aufgefallen ist, jeder Mensch besitzt Muskeln. Manchmal mehr sichtbar, manchmal weniger sichtbar. Das liegt an dem Fettgewebe, welches die Muskulatur umgibt. Jeder Mensch bekommt von der Natur aus für seinen weiteren Lebensweg Muskeln verpasst und wenn Du Dir mal so ein kleines Baby anschaust, dann sehen diese von Ihrem Körperbau fast alle gleich aus. Klar gibt es da Unterschiede zwischen Mann und Frau, das ist logisch, aber von der Muskulatur her bekommt jedes Lebewesen einen gewissen Prozentsatz Muckis gesponsert. Diese Muskeln sind das Kraftwerk unseres Körpers, sozusagen der Hochofen, der alles verbrennt. Damit dieses Kraftwerk funktioniert, braucht unser Körper Energie. Wie bei einem Auto, das uns durch die Gegend fährt und vollgetankt werden muss, damit der Motor seine Leistung abgeben kann, so muss auch der menschliche Körper mit Brennstoff versorgt werden, damit die Muskeln arbeiten können. Das machen wir, indem wir Nahrung zu uns nehmen. Leuchtet Dir ein, oder?

Nun, schauen wir uns den Menschen mal etwas genauer an. Was ist denn das Ziel jeden menschlichen Körpers? (Diese Frage gilt nicht nur für den Menschen, sondern auch für jedes Tier). Die Antwort ist einfach. Jedes Lebewesen möchte leben, beziehungsweise überleben. Das gilt nicht nur für den heutigen modernen Menschen, auch unsere Vorfahren die vor Millionen von Jahren auf diesem Planeten herumsausten, hatten das gleiche Ziel. Im Laufe der Evolution hat sich der

„Mensch" natürlich optisch in seiner Körpergröße, Schädel-
form und Behaarung schon deutlich verändert, doch das Ziel
war und ist immer noch: Überleben! Zum Überleben brauchte
der Mensch in der Urzeit genau das Gleiche, wie wir heutzutage. Er benötigte Brennstoff für sein Kraftwerk, also Nahrung
für seine Muskeln. Nun muss man wissen, dass unser Körper
das größte Wunderwerk der Natur ist. Dieser Körper, der sich
im Laufe der Evolution immer weiterentwickelte, hatte immer
nur das Ziel, mit möglichst wenig Aufwand, das Größtmögliche zu erreichen. Ist ja auch irgendwie sinnvoll, oder? Das
machen wir ja heutzutage in vielen Bereichen auch so. Wer
gibt schon eine Menge Geld für eine Anschaffung aus, wenn
er es irgendwo anders viel günstiger bekommen kann? Und so
verwundert es keinen, dass unser Organismus es gelernt hat,
mit möglichst wenig Energie auszukommen. In der Tat, die
Urzeitmenschen hatten wirklich wenig Treibstoff für Ihr
Kraftwerk zur Verfügung. Sie mussten mit dem auskommen,
was Mutter Natur Ihnen gab. Sollte es doch mal zu einem
Festschmaus kommen, weil es ein paar Mutigen gelang, ein
Mammut zu erlegen, war der Tisch plötzlich reich gedeckt und
unsere Vorfahren konnten sich mit Nahrung vollstopfen, bis
Ihre Bäuche zum Platzen gespannt waren. Aber was passierte
mit diesem Überangebot von Nahrung in deren Bäuchen? Ein
Teil der Nahrung diente als Treibstoff für die Muskulatur. Was
aber geschah mit dem Rest, der zu viel war? Auch hier hatte
sich die Natur was Sinnvolles überlegt. Wie ein kleiner Reservetank im Auto, damit wir mit leerem Tank noch bis zur
nächsten Tankstelle kommen, bekam auch unser Körper eine
Vorratskammer geschenkt. Es ist das heißgeliebte Körperfett,
welches sich bei Männern überwiegend am Bauch und bei
Frauen an Hüften und Hintern befindet, wenn wir zu viel fut-
tern. Für unsere Vorfahren war dieses Fettpolster lebensnotwendig, denn oftmals gab es tagelang nichts zu essen und der

Körper konnte sich von diesen Reserven ernähren, bis eine neue Futterquelle gefunden war. In der heutigen Zeit ist das aber nicht mehr so notwendig, denn wir haben die Möglichkeit, fast an jedem Ort und zu jeder Uhrzeit unseren Hochofen mit Brennmaterial zu füllen. Daher ist es nicht mehr wichtig, dass wir Energie in Form von Fett um unsere Hüften schnallen, das wir dann pausenlos mit uns herumtragen müssen.

Und somit sind wir auch schon bei der Beantwortung unserer Frage: „Warum werden wir eigentlich dick?" Die Antwort ist simple einfach. Stopfst Du mehr in Deinen Körper hinein, als Du benötigst, wirst Du dick. Das kann fatale Folgen haben. Isst Du jedoch weniger als Dein Kraftwerk benötigt, nimmst Du ab. Das kann aber auch negative Auswirkungen haben. Aber dazu komme ich erst später und ich erkläre Dir anhand einer ganz einfachen Rechnung, wie leicht und schnell das mit dem Zunehmen funktioniert. In den weiteren Kapiteln zeige ich Dir auf, was Du dagegen tun kannst. Es ist relativ einfach sein Gewicht zu halten und macht Spaß einen schönen Körper zu formen. Aber widmen wir uns erst mal der Rechnung. Um diese zu verstehen, musst Du kein Wissenschaftler sein, und selbst wenn Du in Mathematik keine große Leuchte bist, wirst Du diese verstehen. Es handelt sich lediglich um unsere Nahrung, also den Brennstoff, den unsere Muskulatur benötigt. Es sind die sogenannten Kalorien, die in der Maßeinheit kcal abgekürzt werden.

3. Die Nahrung, unser Brennstoff

Jeder von uns ist schon einmal Auto gefahren, beziehungsweise in so einem Ding mitgefahren. Wie Du schon gelernt hast, benötigt dieses Fahrzeug Kraftstoff, welcher sich im Tank und auch im Reservetank befindet. Bei uns Menschen befindet sich dieser Brennstoff im Magen und um die Hüften. Je nachdem, um welches Fahrzeug es sich handelt, benötigt es unterschiedlich viel Kraftstoff. Ein Kleinwagen, der langsam über die Straße tuckert, braucht dabei natürlich weniger Sprit als ein Sportwagen, der mit Höchstgeschwindigkeit über den Highway saust. Das ist einleuchtend, nicht wahr? Das hängt in erster Linie damit zusammen, wie groß der Motor dieses Fahrzeuges ist und welche Leistung dieses Aggregat vollbringen muss.

Dieser Motor stellt in unserem Körper die Muskulatur dar. Große Muskeln, die beim Joggen viel leisten müssen, verbrauchen dabei mehr Kalorien als kleine Muskeln, die es sich auf dem Sofa gemütlich gemacht haben. Anders wie bei einem Auto, das keinen Kraftstoff benötigt, wenn es auf einem Parkplatz steht, braucht der Mensch durchgehend Energie. Das hängt damit zusammen, dass sämtliche Vitalfunktionen, wie zum Beispiel Herzschlag usw. Energie benötigen. Damit in unserem Körper alles tadellos funktioniert, braucht der Mensch also immer Energie. Irgendwelche schlauen Köpfe haben daher mal berechnet und festgestellt, dass ein durchschnittlicher Mensch 2000 Kalorien am Tag benötigt, damit der Hochofen immer schön brennt. Und schon widmen wir uns der mathematischen Gleichung, die ich Dir jetzt möglichst einfach erklären möchte.

Stell Dir mal vor, Du würdest jeden Tag 2100 Kalorien essen, obwohl Du nur 2000 Kalorien benötigst. Das wären dann

100 kcal am Tag mehr, als Dein Organismus benötigt. Hört sich im ersten Moment gar nicht so schlimm an, denn ein halbes Vollkornbrötchen, oder ein Stück Schokolade besitzt schon den Brennwert dieser hundert Kalorien. Wenn Du einmal ein Stück Schokolade zu viel isst oder mal eine Scheibe Brot mehr als gewöhnlich in deinen Mund schiebst, ist das natürlich nicht schlimm. Aber da wir ja, wie Du schon gelesen hast, immer und überall Essen können, ist die Verlockung groß, dass wir das täglich machen. Frage. „Was passiert nun, wenn Du das ein Jahr lang praktizierst?" Antwort: „Dann kommt der große Schock, und die Waage im Badezimmer wird zu Deinem Feind." In diesem einen Jahr hast Du nämlich 36.500 Kalorien zu viel in Deinen Heizkessel geschoben und das setzt sich an Deinen Hüften ab. Da ein Kilogramm Körperfett ungefähr den Brennwert von 7.000 kcal hat, ist es nun nicht schwer auszurechnen, dass sich circa 5 Kg mehr in Deinem Reservetank befinden. Dieses Zusatzgewicht setzt sich in Form von Speck um Deine Hüften, am Bauch oder an Deinem Hinterteil ab.

Das Gleiche funktioniert natürlich auch genau anders herum. Angeblich soll das ein wenig schwieriger sein, zumindest denken das viele Menschen. Jedoch konnte ich bei einigen Selbstversuchen feststellen, dass sich das als äußert einfach herausstellt und, wenn Du fleißig weiterliest, wirst Du auch erfahren, wie man das am besten angeht.

4. Mein erstes Mal

Mein erstes Mal muss im Sommer 1987 stattgefunden haben. Ich kann mich noch so gut daran erinnern, weil ich ein Jahr zuvor von der Hauptschule in die Realschule gewechselt war. Jetzt sei aber nicht empört, ich meine das erstes Mal, dass ich mich mit dem Thema Sport und der Muskulatur eines Menschen auseinandersetzte. Was denkst denn Du?

Mit 13 Jahren interessierte ich mich noch nicht so für Frauen. Es war Sommer und die großen Ferien standen vor der Türe. Ich freute mich sehr darauf, denn ich durfte zu einem Schulfreund fahren. Er wohnte fünf Ortschaften entfernt und bei ihm beabsichtigte ich, eine Woche Urlaub zu machen. Er lebte bei seiner Oma und seinem Opa, die als Landwirte noch ein kleines Anwesen besaßen. Dort wollten wir die Nächte im Zelt verbringen. Aber schon der erste Abend endete in einer Katastrophe. Wir entdeckten im Keller einige Flaschen Rotwein, die wir ins Zelt schmuggelten und in der Nacht leeren wollten. Gesagt, getan - wir rauchten heimlich und machten uns über den roten Saft her. Besonders gut schmeckten die vergorenen Trauben nicht und auch dem Zigarettengeschmack konnte ich nichts Positives abgewinnen. Aber wir wollten wie die Erwachsenen sein und schlugen uns tapfer. Der Moment, da ich in dieser Nacht eingeschlafen war, steckt nicht mehr in meinem Gedächtnis, aber der nächste Morgen, an dem ich aufgewacht bin, habe ich noch lückenlos in Erinnerung. Ich öffnete die Augen und mir war schlecht, aber nicht nur ein bisschen. Eher vergleichbar mit einem Hund, der eine giftige Schlange gefressen hatte, und sich in der Nacht einem Todeskampf stellte, um das giftige Tier wieder aus seinem Magen zu würgen. Und so sah es auch in dem Zelt aus, in welchem ich die Nacht überlebt hatte. Überall klebte der rote

Saft, gespickt mit den unverdauten Nahrungsfragmenten, welche ich im Schutze der Dunkelheit unbewusst heraufgewürgt hatte. Meine Klamotten, der Schlafsack, selbst meine Haare und die Innenwände vom Zelt waren mit diesem stinkenden Zeug bedeckt. Auch mein Schulfreund war nicht mehr zu sehen. Er verbrachte die Nacht außerhalb unserer Behausung in seinem Schlafsack unter einem Baum. Er muss wohl nachts, als sich in mir ein Vulkan entfachte, das Zelt verlassen haben, was ich ihm auch nicht übelnehme.

Obwohl ich erst 13 Jahre alt war, machte ich damals schon in jener Nacht eine bahnbrechende Erfahrung und an diesem Erfahrungsschatz möchte ich Dich jetzt teilhaben lassen. Alkohol ist eine giftige Schlange! Das konnte ich ja am eigenen kleinen Körper feststellen. Aber warum Alkohol auch einem großen, beziehungsweise erwachsenen Körper nicht guttut, erkläre ich Dir jetzt.

Nun, Alkohol ist eine Droge, sogar die Droge Nummer 1 auf der Welt. Trotzdem wird diese in Form von Wein, Schnaps, Likören und Bier verkauft, weil man damit viel Geld verdienen kann und sich auch der Vater Staat seinen Anteil in Form von Steuern unter den Nagel reißt. Aber auf dieses Thema möchte ich gar nicht eingehen, weil das den Rahmen dieses wertvollen Buches sprengen würde. Vielmehr möchte ich Dich darüber aufklären, was der Promille-Saft mit Deinem Körper anstellt und warum Du durch dieses Feuerwasser dick wirst und sich der Reservetank um Deine Hüften erstaunlich schnell vergrößert.

Alkohol besitzt erstens eine Menge Kalorien. Ein Glas Wein liefert circa 160 kcal und eine Flasche Bier sogar über 200 kcal. Was passiert, wenn Du jeden Tag nur 100 kcal zu viel in Dein Kraftwerk steckst, hast Du ja bereits schon gelesen. Du wirst allmählich zum Dickerle und dass willst Du ja nicht. Aber noch viel schlimmer als die versteckten Kalorien ist der Alkohol. Nun musst Du wissen, was Dein Körper mit diesem Alkohol macht. Er wandelt diesen um und zwar in einen Stoff, der sich Acetat nennt. Dieses Acetat ist eine Energiequelle, eine richtig fette Energiequelle, die in Deinem Hochofen erst mal verbrannt werden muss. Während nun Dein Organismus versucht, dieses grausame Zeug zu verbrennen, ist er so stark damit beschäftigt, dass er für nichts anderes mehr Kraft hat. Das heißt, dass sozusagen sämtliche andere Funktionen ausgeschaltet sind und Dein Stoffwechsel nicht mehr vernünftig funktioniert. Das kann bis zu mehreren Stunden dauern. In dieser Zeit kann also Dein Körper nur dieses Teufelszeug Acetat vernichten und alle anderen Kalorien, welche Du in Form von Nahrung zu Dir genommen hast, werden gespeichert. Und weißt Du wo? Natürlich, in Deinem Reservetank an Bauch, Hüften und an Deinem Hinterteil. Ich bin mit Sicherheit kein Ritter auf einem weißen Ross, mit Speer und Lanze auf einem Kreuzzug gegen den promillereichen Saft. Es spricht ja auch nichts dagegen, wenn man(n)/frau sich mal ein gutes Glas Wein gönnt. Aber wer das täglich macht, wird sich damit nichts Gutes tun und sich von seinem Ziel, einen gut trainierten Körper zu formen, schnell entfernen.

Es gibt mit Sicherheit noch eine ganze Menge von negativen Auswirkungen, welche der Alkohol mit sich bringt. Nicht nur, dass er Dich aus der Form bringt, er raubt Dir auch Deinen so wertvollen und gesunden Schlaf, fördert Depressionen und kostet Dich eine Menge Geld, für welches Du hart arbeiten musst. Wie bereits geschrieben, ich bin kein Wissenschaftler, aber falls Dich dieses Thema interessiert, hast Du ja die Möglichkeit, in den Fachhandel zu gehen und Dir dort einen dicken Schinken zu besorgen, in dem Du alles nachlesen kannst.

Dass das Qualmen von Zigaretten auch pures Gift für Deinen Körper ist und dass es sich bei Tabak auch um eine Droge handelt, wobei sich Industrie und Vater Staat auch wieder kräftig die Taschen mit Deinem Geld füllen, muss ich hier ja nicht mehr erwähnen.

5. Vorbilder, die Dich motivieren

Ich kroch ziemlich fertig von dieser katastrophalen Nacht aus dem Zelt. Es war ein schöner Sommermorgen, aber trotzdem roch alles an mir nach diesen vergorenen Trauben und nach dem Zeug, welches sich in jener Nacht seinen Weg durch meine kleine Speiseröhre in die Freiheit gebahnt hatte. Übermüdet und vom Geruch gleichgestellt wie ein nasser Hund liefen wir erst mal in Richtung Haus, da ich dringend eine Dusche und frische Klamotten benötigte. Dort angekommen, kümmerte sich Oma rührend um mich, im Gegensatz zu Opa, der gleich mal ein paar ernste Worte in einem ziemlich rauen Ton an mich richtete. Einerseits konnte ich das ja verstehen, andererseits sah er in seinen Klamotten, die er bei seiner Arbeit im Stall trug, nicht deutlich besser aus als ich, geschweige vom Geruch, den seine Kleidung vom Kuhmist angenommen hatte.

Den halben Tag war ich damit beschäftigt mich auf dem Sofa auszuruhen und da kam meinem Schulfreund eine Idee: „Sollen wir ein bisschen Video schauen?", fragte er mich. Für alle, die nicht wissen, was eine Videokassette ist. Das ist der Vorgänger der DVD, heute vom Aussterben bedroht. Und hier kam ich das erste Mal so richtig mit Sport und Muskeln in Berührung, auch wenn es nur im Flimmerkasten zu sehen war. Und jetzt darfst Du raten, was mein erster Videofilm war, den ich je gesehen hatte. Es war Rocky, ein Film über einen Boxer, der, so erschien er mir zumindest damals, mit seinen mächtigen Armen in der Lage war, die Welt aus den Angeln zu heben. Gespannt und gefesselt saß ich nun vor dem Fernseher und vertiefte mich in den Kampf des Jahrhunderts, wie sich zwei verschwitzte, muskelbepackte, durchtrainierte Helden gegenüberstanden und sich im Ring gegenseitig verprügelten, als gäbe es kein Morgen mehr.

An diesem Nachmittag stand mein Entschluss fest. „Ich will auch solche Muckis haben", sagte ich zu meinem Kumpel, der sich gerade mit einem Glas Milch die Kekse hinunterspülte, die Oma uns gebracht hatte. Besonders imposant empfand ich damals die Szenen, wie die Sportler trainierten und unermüdlich in einem Höllentempo durch die Gegend joggten, ohne dass ihnen der Atem ausging. „Wir müssen auch Sport machen und laufen gehen sagte ich."

Dieser Entschluss war schnell gefasst und für den nächsten Tag planten wir zu meinem Heimatort zu laufen. Der nächste morgen war wieder sonnig und diesmal roch alles viel angenehmer, denn wir hatten im Haus übernachtet und keinen Gedanken mehr an Rotwein verschwendet. Nach einem ausgiebigen Frühstück mit Weißmehlsemmel, Marmelade und Streichwurst machten wir uns auf den Weg. Oma und Opa durften von unserem Vorhaben natürlich nichts wissen und so verabschiedeten wir uns nur kurz und bündig und teilten mit, dass wir draußen sind und erst späterer wieder zurück sind.

Wir liefen los und mussten schmerzhaft feststellen, dass uns bei diesem Lauftempo, wie wir es nun angeschlagen hatten, ziemlich schnell die Puste ausging. So legten wir am Ortsende schon die erste Pause ein und gingen im Schritttempo weiter. Dieses Procedere wiederholte sich öfters und hatte nicht im Ansatz was mit Joggen oder Training zu tun, so wie es uns die zwei Helden im Flimmerkasten vorgelebt hatten. Trotzdem wollten wir nicht aufgeben und liefen immer weiter. Es entwickelte sich allmählich immer mehr zu einer Tortur, denn gegen Mittag wurde es unerträglich heiß. Die Sonne knallte herunter und wir hatten nichts zum Trinken mitgenommen. Mir ist noch sehr gut in Erinnerung geblieben, dass mir irgendwann die Fußsohlen anfingen zu brennen, weil ich auch noch mit alten Turnschuhen unterwegs war.

Jahre später bin ich diese Strecke einmal mit dem Drahtesel abgefahren und musste feststellen, dass ich damals für knapp 16 Kilometer fast einen halben Tag gebraucht hatte. Dies war meine erste sportliche Herausforderung, im Alter von 13 Jahren und es sollten noch viele andere folgen, aber dazu später. Total erschöpft erreichten wir an jenem Nachmittag mein Elternhaus. An die muskelbepackten Helden vom Vortag dachte ich gar nicht mehr. Ich hatte nur noch Hunger und Durst und wollte meinen Körper mit Energie auffüllen. Was für eine geniale Überleitung. Und da sind wir schon wieder bei einem wichtigen Thema, das Dich wieder ein Stück näher zu Deinem Traumkörper bringt, der richtige Treibstoff für Deine Leistung.

6. Was bringt uns Energie?

Ganz einfach gesagt, unsere tägliche Nahrung gibt uns Energie. Alles was Du vertilgst, wird in Deinem Innersten verarbeitet. Aus der Nahrung zieht Dein Körper nun die Energie, die er zur Versorgung sämtlicher Organe und Deiner Muskulatur benötigt. Nun stellen wir uns mal eine einfache Frage: „Ist die gewonnene Energie gleich Energie, oder gibt es hier durch Qualität und Beschaffenheit doch Unterschiede?" Die Antwort lautet, es gibt Unterschiede und das ist so sicher wie das Amen in der Kirche. Zwischen den verschiedenen Nahrungsmitteln, die wir uns täglich zwischen die Kiemen schieben, liegt ein Unterschied wie zwischen Tag und Nacht. Klar ist, dass jede Art von Nahrung unserem Körper Energie liefert. Aber es gibt unglaubliche Varianten, die große Auswirkungen auf Deinen Organismus und Deine Figur haben. Dies möchte ich Dir anhand eines einfachen Beispiels aufzeigen.

Wir alle benötigen im alltäglichen Leben Strom, sei es für das Licht, Fernsehen oder uns mittels Fön die Haarpracht zu trocknen. Licht, Fernsehen und Fön stellen in diesem Beispiel nun unseren Körper dar. Sie sind wie die Muskulatur die Energieverbraucher. Auf der anderen Seite steht nun der Strom. Dieser verkörpert unsere Nahrung. Siehst Du, kinderleicht und für jeden verständlich. Wie wird aber dieser Strom hergestellt? Nun, heutzutage produzieren wir in jeder erdenklichen Form diese Elektrizität. Sei es in Solarkraftanlagen, Wasserkraftwerken, durch Verbrennen von Öl oder Kohle, durch das Fördern von Gas oder durch die Produktion in Atomkraftwerken, überall wird Strom, also unsere Nahrung hergestellt.

Wie ist das aber mit der Wirtschaftlichkeit und der damit verbundenen Belastung für die Umwelt? Diese Wirtschaftlichkeit und Belastung können wir in unserem Beispiel nun auf die Nahrung und unseren Organismus übertragen. Es gibt Brennstoff, der unseren Körper wenig belastet, jedoch es gibt auch welchen, der uns nicht guttut. Auch auf die Wirtschaftlichkeit gesehen, gibt es hier Nahrungsmittel, die viel beziehungsweise wenig Energie liefern. Langkettige Kohlenhydrate, aus Vollkornprodukten beispielsweise, liefern länger Energie als kurzkettige Kohlenhydrate in Form von Zucker. Diese Thematik werden wir zu einem späteren Zeitpunkt noch ausführlich behandeln.

Kannst Du Dich noch an unseren Steinzeitmenschen erinnern? Zu seiner Zeit musste er das in sich hineinfuttern, was gerade zufällig oder auch nur saisonbedingt da war. Die Auswahl war nicht gerade üppig. Aber er hatte einen wesentlichen Vorteil uns gegenüber. Es gab ausschließlich nur natürliche Nahrung auf dem Planeten Steinzeit. Unsere Vorfahren ernährten sich hauptsächlich von proteinreichem Fleisch, Fisch, Pflanzen, Obst, Nüssen und was Mutter Erde so alles bereithielt.

Vergleichen wir die Energiequelle des Steinzeitmenschen mal mit unserer Nahrung. Gibt es da überhaupt einen Unterschied? Ich sag nur „Hallo", geh doch bitte mal in einen Supermarkt und schlendere gemütlich zwischen den Regalen umher. Heutzutage werden wir mit einer riesigen Palette an Produkten überschüttet, sodass wir mit dem überfordert sind, was wir überhaupt nach Hause tragen sollen. Ich wette, dass kein Urzeitmensch in der Lage gewesen wäre, eine so große Anzahl von verschiedenen Lebensmitteln in seiner Höhle zu lagern. Aber Spaß beiseite, Du weißt, was ich damit sagen möchte. Achte beim Auswählen Deiner Nahrung auf die Wertigkeit. Wer einen schönen Körper möchte, sollte auch was „Schönes" in seinen Brennkessel stecken.

7. Die Wertigkeit der Nahrungsmittel

Zeitschriften, Berichte, Bücher und Meinungen über das Thema Nahrungsmittel gibt es mittlerweile so viele, dass sich hier kein Mensch mehr auskennt. Außerdem wird so umständlich darüber informiert, dass man zum Verstehen fast schon einen Doktortitel benötigt. So wirst Du sicherlich auch selbst feststellen, dass jeder Hersteller versucht, Dich von seinen Produkten zu überzeugen. In der Werbung wird Dir täglich vermittelt, dass es ohne besondere Kost oder irgendwelchen Präparaten gar nicht mehr funktioniert. Wir werden regelrecht mit solchen Spezialprodukten überschüttet.

Brauchte unser Steinzeitmensch solche komischen Dinge? Nein! Warum sollten wir dann so was benötigen? Mein Ziel ist es nicht, Dir jetzt seitenweise Nahrung aufzuzählen, die unserem Körper guttun, und auf der anderen Seite einen Sack hinzustellen, in den Du alle Lebensmittel reinwirfst, die keine guten Auswirkungen auf Deine Figur und Gesundheit haben. Das funktioniert niemals, da müsste ich ja noch eine externe Festplatte ans Buch kleben. Viel wichtiger ist es, dass Du Dich selbst mit den Lebensmitteln beschäftigst, denn dadurch schärfst Du Deine Sinne und wirst zur gefährlichen Raubkatze im Nahrungsdschungel. Du bist ein schlauer Mensch und somit auch in der Lage, die Etiketten auf der Rückseite der Nahrungsmittel zu überfliegen. Und Du wirst sehen, es macht sogar richtig Spaß, sich gesund zu ernähren und im Supermarkt die beste Beute zu ergattern. Um das zu erreichen, musst Du kein Professor sein, sondern lediglich Deinen gesunden Menschenverstand besitzen. Nehme Dir den Urzeitmenschen als Berater und lass Dir des Öfteren den Satz durch den Kopf gehen: „Jedes Nahrungsmittel, welches eine Fabrik schon mal von innen gesehen hat, sollte genauestens unter die

Lupe genommen werden." Und schon stehst Du vor einer gesunden Ernährung! Unglaublich, wie einfach das ist, oder? Was haben wir in den letzten Jahren tausendfach von Tod und Teufel gehört und jetzt geht das plötzlich so einfach? Nein, es war schon immer so einfach. Nur mit zunehmender Industrialisierung wurden immer mehr Produkte hergestellt, die niemand benötigt, mit dem Ziel, Dir ein wenig Geld aus der Tasche zu ziehen, und jeder ist auf diese Masche oder Verlockung schon einmal reingefallen. Nun gut, Vergangenheit, machen wir uns einmal auf den Weg in den Supermarkt und gehen Einkaufen. Damit Du weißt, auf was es ankommt, werde ich Dich heute begleiten, Dich ab und zu loben, aber bestimmt auch mehr als einmal auf Deine Finger klopfen.

8. Das Labyrinth der Lebensmittel

Auf geht`s, wir Laufen zum Einkaufen. Wie? Du willst mit dem Auto dort hin? Also, ich habe es mir zur Angewohnheit gemacht, dass ich meine Einkäufe möglichst alle zu Fuß erledige. Ist ja auch eine super Sache, denn auf dem Weg Treibstoff zu besorgen, verbrennst Du diesen gleichzeitig wieder, beziehungsweise im Vorfeld schon.

Dein Ziel ist es ja nicht nur, gesunde Kost in Deinen Mund zu schieben, sondern auch einen gut geformten Körper zu erlangen und möglichst viele Kalorien zu verbrennen. Was passiert, wenn Du jeden Tag nur 100 Kalorien zu viel vertilgst, hast Du ja schon gelesen. Daher bleibt heute das Fahrzeug stehen. Mir ist auch bei meinen Spaziergängen aufgefallen, dass viele versuchen, ihr Auto so nah wie möglich vor dem Discounter abzustellen, auf einen Parkplatz warten, oder gar um diesen streiten. Wird mal so ein Stellplatz frei, wird sich in diese enge Lücke gequetscht und manchmal ist ein Aussteigen kaum noch möglich. Wäre es da nicht sinnvoll, die Einkäufe zu Fuß zu erledigen?

Nun ja, dass manche Menschen so viel einkaufen, dass sie es gar nicht mehr tragen können, hat verschiedene Gründe. Einen Familieneinkauf zu tätigen oder einen weit entfernten Supermarkt zu erreichen, ist manchmal ohne Auto nur schwer möglich. Sollte dies der Fall sein, versuche doch einfach mal Dein Gefährt auf dem hintersten Parkplatz abzustellen. Freie Auswahl, genügend Platz beim Aussteigen und keine Parkschäden an den Türen sind nur einige Vorteile. Zudem verbrauchst Du beim Laufen auch noch Kalorien.

Gerade in Großstädten finde ich es wunderbar, das Auto außerhalb abzustellen. Nicht nur, dass ich auf dem Weg zu den Geschäften Energie verbrauche und frische Luft schnuppere, häufig lernt man auch noch nette Menschen kennen oder entdeckt in einer Gasse einen schönen, kleinen Laden, der zum Verweilen einlädt, und spart sich zudem noch erhebliche Wartezeiten im Parkhaus und die damit verbundenen Kosten für die Parkgebühr. Auch ist es eine gute Übung, mit einem Rucksack seine gekauften Schätze zurück zu transportieren, und ein super Training für die Muskulatur dazu.

Aber nun zurück zu unserem Einkauf, den wir jetzt zu Fuß zurücklegen werden. Was fällt Dir auf, wenn Du einen Lebensmittelladen besuchst? Richtig, die Nahrungsmittel, die wir dringend zum Leben oder Überleben benötigen, befinden sich immer in der hintersten Ecke. Warum ist das so? Ist doch irgendwie komisch, oder? Klar, komisch ist das schon, aber reine Strategie. Bis du bei den richtigen Energiequellen angekommen bist, die Du kaufen wolltest, sind Deine Taschen nämlich schon voll, mit Dingen Du gar nicht benötigst. Daher empfiehlt es sich auch, eine Einkaufsliste zu machen, auf die Du alle wichtigen Dinge kritzelst, die Du für einen schönen, gut gebauten Körper benötigst. Das wären erst mal die Lebensmittel, die wertvoll sind und die vermutlich auch der Steinzeitmensch in seine nicht vorhandene Pelztasche gesteckt hätte, also sämtliche gesunde Dinge wie Obst, Gemüse, Fleisch und Fisch. Natürlich kannst Du Deine Palette mit anderen gesunden und leckeren Produkten noch erweitern. Dies ist nicht schwer und Du solltest Dir nur die Etiketten auf den Rückseiten der Produkte durchlesen, wenn Du Dir nicht ganz sicher bist.

Die Zutat, welche auf der Rückseite eines Produktes zuerst aufgeführt wird, ist auch am meisten in diesem Produkt enthalten. Dazu ein Beispiel. Schau einfach mal auf die Rückseite von Nudeln. Hauptzutat: Hartweizengrieß, also rein damit in Deine Tasche. Dann nimmst Du Dir eine Tafel Schokolade vor und guckst mal, was da draufsteht. Hauptzutat: Zucker.

Brauchst Du Zucker? Nein, also bleibt dieses Zeug im Regal liegen.

Vielleicht erscheint Dir das am Anfang ein wenig aufwändig, aber nach ein paar Einkäufen kennst Du die Produktpalette auswendig und kannst blind zugreifen. Hierzu kann ich Dir noch einen Tipp geben. Je mehr Namen in der Zutatenliste stehen, die Du kaum noch aussprechen kannst, ohne einen Knoten in die Zunge zu bekommen, desto weniger benötigst Du diese Nahrungsmittel (falls man diese überhaupt noch Nahrungsmittel nennen darf). Mach Dir einfach mal die Mühe und lese im Lebensmittelladen die Zutatenliste der Fertigprodukte durch und Dir wird schwindlig. Vor allem bei den Nahrungsmitteln, welche in der Natur nicht natürlich vorkommen, solltest Du auf der Rückseite einfach mal die Kalorientabelle begutachten. Oft hat eine Pizza schon den Brennwert Deines halben Tagesbedarfs und besteht größtenteils nur aus ungesunden Sachen. Das soll jetzt nicht heißen, dass Du keine Pizza mehr essen darfst. Ich möchte hier auch nicht den Italiener um die Ecke verärgern, der eine super leckere Pizza herstellt, die ich auch gerne esse. Es handelt sich bei dieser Pizza lediglich um ein Beispiel, ich hätte hier auch jedes beliebig andere Fertigprodukt nehmen können. Wichtig ist jedoch, dass Du mal schaust, für was Du Dein schwer verdientes Geld ausgibst und welche Art von Nahrung Du in Deinen Bauch stopfst.

Dass es unzählige Studien gibt, die aufzeigen, dass ungesundes Futter krank und dick macht, ist ja kein Geheimnis. Ich halte mich hier auch bewusst mit einer Meinung zurück, ob es sinnvoll ist, als Allesesser, Vegetarier oder Veganer zu leben. Jede Form der Ernährung hat seine Vor- und Nachteile. Das soll jeder für sich selbst entscheiden. Aber nimm Dir einfach mal ein wenig Zeit und mach Dich auf die Jagd nach gesunden Lebensmitteln.

9. Die „Fettverbrennungsmaschine"

Ich kann mich noch gut an die Sommerferien erinnern, bevor ich mit meiner Lehre begann. Ich war 16 Jahre alt. Diese Ferien verbrachte ich zuhause. Ich sauste oft mit dem Fahrrad durch die Gegend und erforschte irgendwelche neuen Gebiete, nicht zuletzt deswegen, weil ich es hochinteressant fand, wie sich die Kilometeranzeige auf meinem Fahrrad nach oben schraubte.

Als Neunjähriger fuhr ich mit meinem Vater mit dem Rad zu meiner Tante in die Berge. Wir bewältigten in drei Tagen 200 Kilometer. Die Übernachtungen machten Dad und ich im Zelt. Nun, in diesen Sommerferien wollte ich es wissen. War es möglich mit einem Mountainbike an einem Tag über 100 km zu fahren? Ich ging zu meinem Vater in den Garten und fragte ihn: „Was war Deine längste Strecke, die Du mit einem Mountainbike gefahren bist?" Er antwortete; „90 km habe ich mal geschafft, als ich mit Arbeitskollegen eine Tour gemacht habe", und schaufelte mit seinem Spaten im Garten weiter. Da war mein Plan gefasst. Morgen sause ich los.

Es verging eine fast schlaflose Nacht. Pausenlos machte ich mir Gedanken, welche Strecke ich wohl fahren könnte und was ich alles für diese Tour benötigen würde. Am nächsten Morgen stand das Ziel fest, Ulm. Nicht nur, weil diese Stadt ungefähr 40 km weit entfernt war, sondern auch weil dieser Ort nicht mehr in Bayern, sondern in Baden-Württemberg lag und für mich nach Abenteuer roch. Jawohl, mein Gedanke war, Abenteuer und Freiheit zu erleben, auf einem Fahrrad, das ich mit meiner eigenen Muskelkraft bewegen konnte. Ich packte meinen Rucksack mit Proviant und sämtlichen Dingen, die ich nie gebraucht hätte, von Handtuch bis Taschenmesser, ja sogar eine Rolle Toilettenpapier hatte ich eingesackt.

Kurz nach dem Frühstück saß ich auf dem Sattel und strampelte mir die Seele aus dem Leib. Es war ein unglaubliches Erlebnis, als ich alleine in dieser Stadt ankam und mir in der Fußgängerzone etwas Energie für meinen Brennkessel besorgte. Auf dem Rückweg machte ich noch einen Abstecher durch ein paar kleinere Ortschaften, um Kilometer zu sammeln, und kam am späten Nachmittag wieder zuhause an. Mit meinem Tachometer in der Hand lief ich stolz wie ein junger Gockel zu meinem Vater, der sich wie fast immer im Garten aufhielt. Ich präsentierte ihm stolz mein Ergebnis, 108 km. Mein Dad war aus dem Häuschen, aber nicht vorrangig wegen dieser Strecke, die ich als junger Bub auf dem Drahtesel abgespult hatte, sondern weil ich mich einfach aus dem Staub gemacht hatte. Ich hatte niemanden Bescheid gegeben, wo ich mich aufhielt, und dass ich mich so weit von zu Hause entfernt hatte, war sicherlich auch ein Grund.

Vaters Standpauke war schnell vergessen. Mich hatte das Fieber der Entfernung gepackt, aber nicht nur mich, sondern auch meinen Vater. Er legte sich einige Wochen später ein neues Bike zu und wir fuhren nun öfters gemeinsam. Mit 19 Jahren machte ich mit ihm zusammen eine Tour über den Silvretta-Pass mit bergigen 160 Kilometern. Ich fuhr häufig Touren zwischen 150 und 200 km und kann mich auch noch gut daran erinnern, als ich eines Nachts los tigerte und erst in der nächsten Nacht nach 378 km wieder zuhause ankam, allerdings war ich da schon etwas älter.

Mit meinem ersten Mountainbike, es besaß noch keine Federgabel, spulte ich über 30.000 km runter. Es war ein Fahrrad mit einem Stahlrahmen und es war nicht so leicht, wie mein heutiges Bike aus Aluminium. Natürlich war alles mit ein paar Kosten verbunden, aber die Ausgaben für Verschleißteile, wie Ketten, Zahnkränze und Reifen waren überschaubar. Das Wichtigste, was ich aus dieser Zeit mitgenommen habe, ist, dass Bewegung unglaublich Spaß macht und vor allem fit hält, und warum gerade Bike fahren so gesund ist, erkläre ich Dir im nächsten Kapitel.

10. Die Macht der Bewegung

Warum ist die Bewegung für den Menschen wichtig? Um diese Frage zu beantworten, gehen wir wieder ein Stück in die Vergangenheit zurück und schauen uns nochmal unsere Vorfahren an.

Du kannst Dich bestimmt noch an den Urzeitmenschen erinnern, oder? Nun, ich bin langsam der Meinung, wir sollten diesem Vorfahren mal einen Namen geben, weil er uns ja in diesem Buch schon ein Stück weit begleitet hat und vielleicht auch noch begleiten wird. Daher nenne ich ihn einfach mal „Herrn Fuzzi". Wie sah denn der Alltag von Herrn Fuzzi aus? Seine Hauptaufgabe bestand darin, Nahrung für sich und seine Sippschaft zu organisieren. Jedoch gab es damals noch keinen Supermarkt und so etwas wie ein Pizza-Service, der das Essen bis zum Eingang der Höhle lieferten, schon zweimal nicht. Daher musste sich Herr Fuzzi oft auf den Beinen halten und umherlaufen, bis er genügend Nahrung in Form von Beeren und Obst gesammelt oder gar ein Tier erlegt hatte. Diese Bewegung verbrauchte viel Energie.

Heutzutage sieht die Nahrungsbeschaffung aber ganz anders aus. Wir können nach Herzenslust in einem Discounter einkaufen, bis nichts mehr in den Einkaufswagen passt. Danach setzen wir uns ins Auto und fahren heim. Manchmal jedoch tätigen wir nur einen Anruf und kurze Zeit später steht irgend so ein schlecht rasierter Student vor der Türe und liefert die gewünschte Bestellung. Ist doch cool, nicht wahr? Nein, ist es ganz und gar nicht, denn uns fehlt jegliche Bewegung. Selbst beim Geld verdienen bewegen wir uns kaum noch. Bei vielen Arbeiten sind wir an unseren Bürostuhl gefesselt und manchmal ist die einzige Bewegung der Gang in die Kantine, um noch mehr Energie in uns reinzuschaufeln. Das führt dann natürlich zu Übergewicht und die kleinen Polster um die Hüften wachsen prächtig. Irgendwie schon verrückt, auf der einen Seite bauen wir für Millionen von Euros Rolltreppen und Aufzüge, auf der anderen Seite geben wir Millionen Euros für die Erschaffung von Fitnessstudios aus. Für mich grenzt das an absoluten Blödsinn. Dem muss ich natürlich entgegenwirken, um Dir zu zeigen, wie Du dieser Gefahr entgegenwirken kannst.

Zuerst einmal eine Frage: „Besitzt Du ein Fahrrad?" Wenn ja, dann sage ich prima, denn das ist der erste Schritt, um in Topform zu kommen. Der zweite Schritt, den ich Dir empfehlen kann, benutze es und zwar so oft, wie es Dir möglich ist. Solltest Du keinen Drahtesel haben, dann mach Dich schleunigst auf den Weg und besorge Dir eines. Wichtig ist dabei nicht, dass Du ein modernes, hochentwickeltes Gerät besitzt, sondern dass Du es auch in Dein neues Leben mit einbeziehst. Ein teures Bike nützt Dir genauso wenig wie ein verrostetes Klappfahrrad, wenn es nur im Keller steht und sich in einer Ecke abgestellt langweilt.

Schaue Dich einfach beim nächsten Mal, wenn Du in der Stadt bist, in einem Fahrradladen um oder mach Dich im Internet ein bisschen schlau und Du wirst schnell fündig. Für wenig Geld findest Du sicher ein günstiges Vorjahresmodel und bei entsprechender Pflege hält Dein neues Gefährt viele Jahre. Hauptsache, es dient dem Zweck und Du hast viel Freude dabei, denn nur wenn es Spaß macht, dann benutzt man(n)/frau es oft. Deshalb spielt es auch keine Rolle, ob Du Dir ein klobiges Mountainbike zulegst und über die Felder hoppelst, wie ich es praktiziere, oder ob Du Dir eine windschnittige Rennmaschine besorgst, mit der Du wie ein Windhund über die Straßen fegst. Auch ein normales Hollandrad mit Einkaufskorb am Lenker eignet sich, denn damit kannst Du auch Deine Einkäufe tätigen. Damit kannst Du zwar keine

Waschmaschine transportieren, aber um zum Bäcker zu kurven und leckere, gesunde Vollkornsemmel zu besorgen, eignet es sich hervorragend.

Warum das Bike fahren so sinnvoll ist, erkläre ich Dir gerne. Wie Du in den vorausgegangenen Kapiteln schon gelesen hast, soll es zu Deinem Hauptziel werden, möglichst viele Kalorien zu verbrennen, um einen schönen Körper zu formen. Hier weiß ich aus eigener Erfahrung, dass sich das Strampeln auf einem Fahrrad hervorragend dazu eignet. Dies hat folgenden Grund. Radfahren ist in erster Linie eine Sportart, die die Kraftausdauer fördert. Beim Strampeln wird Dein ganzer Organismus aktiviert. Nicht nur, dass sich Deine Lungen mit frischer Luft füllen, sondern auch, dass Dein Kreislauf mal wieder in Schwung kommt, ist ein positiver Effekt. Hauptsächlich werden aber Deine Muskeln aktiviert und das sogar sehr gelenkschonend.

Du glaubst gar nicht, was für einen Vorteil das Radeln mit sich bringt. Neben einem gesunden Herz-Kreislauf-System aktivierst Du gleichzeitig Deine Waden, Deinen Beinbizeps, Deinen Beinstrecker und Deinen Hintern. Dies sind die größten Muskelgruppen, die Dein Körper besitzt, und wenn die mal in Schwung kommen, dann rührt sich was. Du verbrennst jede Menge Kalorien und das ist gut, denn Deinem Reservetank geht es jetzt an den Kragen. Nicht nur für Frauen ist das Bike fahren eine sinnvolle Übung, weil es schöne Beine, einen knackigen Hintern und straffe Hüften verursacht, sondern auch für uns Männer.

Beintraining fördert den Testosteronspiegel und wenn Du am Oberkörper Muckis aufbauen willst, benötigst Du dieses Testosteron. Zudem sorgt dieses männliche Hormon dafür, dass Du unter der Bettdecke als Mann über genug Power verfügst. Solltest Du im Winter keine Lust haben, bei eisigen Temperaturen zu frieren, kannst Du natürlich auch zu Hause auf einem Ergometer oder in einem Fitnessstudio mit Freunden Sport treiben. Ich habe es selber schon probiert und es ist eine tolle Abwechslung, wenn man auf einem Ergometer sitzt und sieht, welche Watt-Stufen man fährt, wie viel Kalorien man schon weg geschwitzt hat und wie das anspornt, mit seinen Freunden einen kleinen Wettkampf auszutragen. Um die Motivation zu steigern, kannst Du Dir auch Deine Lieblingsmusik in die Ohren knallen, und ab geht die Post.

Seit geraumer Zeit besuche ich auch ein Fitnessstudio, vorwiegend in den Wintermonaten, um auf dem Ergometer ein bisschen zu schwitzen. Daher ist mir auch sehr gut bekannt, dass das Trainieren auf dem Fahrrad viel Energie verbrennt. In einer Stunde sind 600 kcal locker drin. In meinen guten Tagen habe ich aber auch schon 900 kcal pro Stunde weggestrampelt. Du merkst, auf was ich hinaus möchte. Dir wird diese Bewegung einfach guttun und Du kannst so Deinen Körper in das gewünschte Format bringen. Nicht das Anfangen wird belohnt, sondern das Durchhalten. Probiere es einfach mal aus.

11. Herr „Storch" und das Wasser

Halbnackt stand ich da und fröstelte wie ein nasser Hund. Ich zitterte am ganzen Körper. Das lag zum einen daran, dass es wirklich ein bisschen kalt war, zum anderen, dass ich ein wenig Angst hatte. Vor mir stand ein älterer, großer Mann, der mehr Haare auf der Brust hatte, als auf dem Kopf. Mit großen Augen verfolgte ich die Bewegungen, die dieser Mann mit seinen Armen in der Luft ausführte. Ich musste dabei an einen dicken Storch denken, dessen Flügel aber einfach zu schwach waren, so dass er nicht vom Boden abheben konnte. Und genau hier hatte ich meine erste Begegnung mit dem Medium Wasser.

Es war im Winter 1981 und ich machte bei diesem Herrn „Storch" einen Schwimmkurs. Ziel war es, das Seepferdchen zu erlangen, ein kleines Abzeichen aus Stoff, welches man sich an die Badehose nähen konnte. Damals hatte ich echt „null Bock" drauf, also keine Lust, aber im Nachhinein bin ich dankbar dafür, denn Jahre später sollte sich das Schwimmen doch noch als nützlich erweisen. Ob unser Uhrzeitmensch Herr Fuzzi schwimmen konnte, wage ich zu bezweifeln, aber falls Du dieses Buch lesen solltet und Du ein Kind Dein eigen nennen darfst, dann hole es von der Spielkonsole weg und melde es zu einem Schwimmkurs an, denn hier beginnt schon die Grundlage für einen gesunden, schönen Körper.

Dass ich das Schwimmen in Form von Sport betrachtete, begann aber erst im Alter von 18 Jahren. Ich hatte endlich den Führerschein und mein eigenes Auto mit brutalen 45 PS. Heutzutage gar nicht mehr auszudenken, dass man sich mit so einer Motorleistung überhaupt fortbewegen kann. Aber es stellte sich heraus, dass diese Kiste wirklich fahren konnte und mich ein Jahr später sogar bis nach Belgien, Frankreich und in die Niederlande begleitete. Damals war ich mächtig stolz auf dieses Gefährt, betrachte ich es aber aus heutiger Sicht, muss ich mir eingestehen, dass dieses Fahrzeug aussah wie ein fahrender Hasenstall. Nun gut, egal, diese silberne Blechbüchse verschaffte mir Mobilität und damit fuhr ich am Wochenende häufig ins Schwimmbad. Bei schönem Wetter kurvte ich sogar mit meinem Fahrrad dort hin, verband das „kühle Nass" mit einer Radtour und war somit in der Lage, meine Beinmuskulatur gleichzeitig mit zu trainieren. Ich weiß noch, als wäre es heute, als ich an einem Samstag die „Schwimm-Arena" betrat und am Beckenrand einen Mann sah, der meinen Helden aus dem Videofilm erstaunlich nahekam. Ich studierte ihn genau und nahm jede Bewegung von ihm wahr. Sorgfältig zog er sich seine kleine, schwarz getönte Schwimmbrille über seinen markanten Kopf, dessen Schädel mich an einen Urzeitmenschen erinnerte, und verschwand dann in den Tiefen des Sportbeckens. Ich saß wie versteinert am Beckenrand und schaute zu, wie er mit brachialer Kraft, ähnlich wie ein Pflug, mit dem man das Getreidefeld bearbeitet, seine Bahnen durch das Wasser zog. Diesen Mann musste ich ansprechen, denn meine Neugierde war groß. Wie konnte man nur so fit aussehen? Ich wartete eine gefühlte Ewigkeit, aber dieser Typ hörte einfach nicht auf, eine Bahn nach der anderen mit der Präzision eines Uhrwerks zu absolvieren. Plötzlich tauchte diese Maschine aus Fleisch und Blut aus dem Wasser auf und stand wie eine römische, antike Steinfigur vor mir. Ich sagte „Hallo" und die Fragen sprudelten aus mir nur so heraus. Er war ein total netter Mensch. Er erzählte mir, dass er 2- bis 3-mal die Woche 80 Bahnen, also 2 Kilometer schwimmt. Diese Begegnung fand ich so faszinierend, dass ich auch mit dem sportlichen Schwimmen begann. Zu Beginn nahm ich mir damals vor 500 m in einem ordentlichen Stil durchzuziehen. Das funktionierte nach kurzer Zeit und ich war relativ schnell in der Lage, 120 Bahnen am Stück zu absolvieren.

Leider wurde meine Euphorie für das Schwimmen durch einen Verkehrsunfall jäh gebremst. Mit meinem Bike kollidierte ich auf dem Weg ins Schwimmbad mit einem Fahrzeug. Bei dem Aufprall verletzte ich mich an der Wirbelsäule und brach mir einige Rippen. Besonders schmerzhaft empfand ich jedoch die Prellungen, die ich von diesem Unfall davontrug. Ich war eine gefühlte Ewigkeit mit Gehhilfen unterwegs. Aber mein Ziel stand fest. Sobald ich wieder gesund bin, werde ich wieder zum Schwimmen gehen. Meine Selbstversuche endeten einige Jahre später bei 800 Bahnen, was einer Distanz von 20 Kilometern entsprach.

Mein Opa sagte früher zu mir: „Der Mensch muss laufen." Ohne Kritik an meinem Großvater auszuüben, bin ich jedoch der Meinung, dass der Mensch durchaus für das Schwimmen geeignet ist. Dass der Mensch Laufen muss, steht außer Frage. Beim Laufen habe ich einer meiner extremsten Erfahrungen gemacht, aber bleiben wir erst mal beim Medium Wasser.

Meiner Meinung nach, und da muss man kein studierter Sportmediziner sein, ist das Schwimmen eine Sportart, die sehr viele Vorteile, aber kaum Nachteile mit sich bringt. Durch die Auftriebskraft des Wassers werden bei dieser Sportart die Gelenke komplett entlastet. Wer behauptet, dass es sich beim Schwimmen um eine langweilige, eintönige Sportart handelt, dem muss ich widersprechen. Du hast ja hier die Möglichkeit, sämtliche Varianten der Fortbewegung zu testen. Sollte der Kraul-Stil nicht so Dein Ding sein, probiere es doch mal mit Brust- oder dem Rückenschwimmen. Wenn Dir das immer noch nicht anspruchsvoll genug ist, dann empfehle ich Dir die Technik „Delphin" und ich verspreche Dir, hier wirst Du bedient. Im Medium Wasser kannst Du Dich hervorragend austoben und übermäßige Kalorien verbrennen, welche sich im

Laufe der letzten Zeit um Deine Hüften angesammelt haben. Je nachdem, welche Variante Du wählst und welches Tempo Du anschlägst, verabschieden sich pro Stunde 400 bis 600 Kalorien aus Deinem Reservetank. Das ist doch mal ein ordentlicher Wert, mit dem man was anfangen kann, nicht wahr? Selbst in großen, überfüllten Frei- oder Hallenbädern sind die Schwimmerbecken meist frei und nach dem Training sparst Du Dir zu Hause das Duschen, da man dort alles erledigen kann. Den einzigen Nachteil sehe ich darin, dass ein Eintrittspreis entrichtet werden muss, und in manchen Bädern könnte man denken, dort ist die Inflation ausgebrochen. In den Sommermonaten kannst Du natürlich auch in einem See Deinen Kalorien an den Kragen gehen. Versuche diesen am besten noch zu Fuß oder mit dem Bike zu erreichen. Hier möchte ich nur darauf hinweisen, dass es Sinn macht, ein Gewässer aufzusuchen, wo Rettungsschwimmer bereitstehen, denn ein Krampf kann auch einen guten Wassersportler überraschen.

12. Das Geheimnis des Sixpacks

Gibt es überhaupt ein Geheimnis über das Sixpack am Bauch? Heutzutage sehen wir beinahe in jeder Zeitschrift diesen Waschbrettbauch. Er steht als Zeichen für Gesundheit, Attraktivität und ewige Jugend. So versucht es uns zumindest die Werbung einzutrichtern. Um diese Muskeln, die scheinbar von einem fernen Planeten stammen, zu erreichen, werden wir daher fast täglich mit Spezialprodukten, Eiweißshakes, Fitnessstudios, Diätpillen und unzähligen Übungen durch die Medien konfrontiert. Aber brauchen wir das überhaupt? Und wenn ja, wie erreicht man so einen makellosen Bauch, wie es uns die Frauen und Männer auf den Covern der Fitnesszeitschriften vorleben. Nun, die Antwort ist hier verblüffend einfach.

Erinnere Dich mal an unseren Freund Herrn Fuzzi, den Urzeitmenschen. Er lebte vor Millionen von Jahren und besaß schon dieses heiß begehrte Sixpack. War er uns unserer Zeit voraus? Hatte er in seiner Höhle eine Maschine aus Stein und Holz entwickelt, auf der er täglich seine Übungen machte und sich bis zum Muskelversagen quälte? Natürlich stimmt das nicht. Alles Blödsinn.

Herr Fuzzi hatte schon von Geburt an prächtig entwickelte Bauchmuskeln, nur konnte man die nicht sehen, weil er ein Haarkleid trug, das seinen gesamten Körper bedeckte. So wie der Steinzeitmensch hast auch Du von Geburt an gute Bauchmuskeln mit auf den Weg bekommen. Diese Muskelpakete hat jeder Mensch. Ohne diese Muskulatur wären wir gar nicht in der Lage, aufrecht zu gehen, wir würden zusammenklappen wie ein Kartenhaus, das man aus Bierdeckeln aufgestellt hat. Unsere sechs Muskelstränge arbeiten sogar den ganzen Tag für uns, sie stützen Deinen Körper und sind fast pausenlos aktiv. Wie kommt es nun, dass man bei manchen Menschen diese Muskulatur, Sixpack genannt, deutlich erkennt und bei anderen wiederum davon nichts zu sehen ist? Auch hier ist die Antwort kinderleicht. Es liegt an dem Körperfett, welches auch jeder Mensch besitzt und welches die Muskulatur umgibt. Würden wir Herrn Fuzzi in ein Kosmetikstudio bestellen und ihn erst mal ordentlich mit Heißwachs enthaaren, könnte man neben seinem Schmerz verzehrten Gesicht auch sein Sixpack und die restliche Muskulatur am Körper hervorragend erkennen, denn unsere Vorfahren waren nachweislich zähe Lebewesen. Bei uns geht das natürlich nicht so einfach. Jeder Mensch besitzt eine gewisse Menge an Körperfett. Diese ist auch lebensnotwendig, denn sie schützt zum Beispiel Deine inneren Organe. Dabei haben Männer in der Regel einen durchschnittlichen Körperfettanteil von 20 Prozent, bei Frauen liegt dieser Wert um die 25 Prozent.

Dass Frauen etwas mehr von dieser „geliebten Masse" besitzen, liegt unter anderem daran, dass sie von Natur aus für das Heranreifen eines neuen Lebens bestimmt sind und im Brustbereich mit zwei Nahrungsquellen ausgestattet sind, welche hauptsächlich aus Fettgewebe bestehen. Ja, Mädels, dass müsst ihr einfach so hinnehmen, aber dafür zieht ihr ja auch die Blicke der Männer auf euch. Alles hat Vor- und Nachteile. Jetzt aber wieder zum Thema zurück.

Wenn Du nun möchtest, dass man Deinen Sixpack klar erkennen kann, gibt es meiner Meinung nach nur eine sinnvolle, gesunde Lösung und die heißt Training. Ein Sixpack wird erst sichtbar, wenn sich der Körperfettanteil unter 15 Prozent bewegt. Nach dieser ausführlichen Analyse kannst Du jetzt klar erkennen, auf was ich hinaus möchte, nicht wahr? Nun, es gibt Menschen, die wollen so gerne einen strammen Bauch oder ein Sixpack haben und beschließen dann, in einem Fitnessstudio zu trainieren und sich anschließend mit einem Becher Protein zu verköstigen. Fast täglich, besonders nach dem Jahreswechsel, wenn man neue Vorsätze beschlossen hat, krümmen sich diese Menschen dann auf einem Bauchtrainer herum. Anfangs ist die Motivation sehr groß, weil alles Neue schnell begeistert, aber wenn man nach einiger Zeit alle Geschmacksrichtungen der Proteinsäfte durchhat und der hart erkämpfte und ersehnte Erfolg ausbleibt, verliert man genauso schnell auch wieder die Lust. Dann fragst Du Dich plötzlich, warum Du keinen Waschbrettbauch bekommst, obwohl Du täglich auf diesem Bauchtrainer herumturnst. Frag mich, dann sage ich es Dir, aber sei nicht geschockt, denn die Antwort fällt heftig aus.

Es interessiert Deinen Körper einen feuchten Käsekuchen, ob Du ein Sixpack willst oder nicht. Wie soll das denn mit dieser Methode funktionieren? Wenn Du vorhin aufmerksam gelesen hast, ist Dir sicher noch im Gedächtnis geblieben, dass Dein Körperfettanteil sich um die 15 Prozent oder weniger bewegen muss, damit man die Muckis erkennen kann. Und um das zu erreichen, musst Du erst mal Deinen Reservetank leeren. Daher bringt es nichts, wenn Du nur Übungen auf der Streckbank machst, denn gezielt an einer Körperstelle Fett abzubauen, ist nicht möglich! Das Gegenteil ist sogar der Fall. Durch das ausschließliche Trainieren am Bauchtrainer sorgst Du dafür, dass Deine Muskeln wachsen, jedoch die darüber liegende Fettschicht bleibt. Du wirst also eher im Körperumfang zulegen, anstatt abzunehmen. Wie Du Dein Körperfett am schnellsten minimieren kannst, hast Du in den vorausgegangenen Kapiteln bereits gelesen, gesunde Ernährung und Ausdauersport, auch Cardio genannt. Hierfür habe ich Dir schon zwei sehr gute Übungen beschrieben, das Schwimmen und vor allem das Radfahren. Sie aktivieren die größten Muskelgruppen.

Wichtig ist für Dich nur, dass Du an Dich glaubst und an Dir arbeitest. Ich war um die 17 oder 18 Jahre alt, als ich versuchte, mir einen knackigen Bauch anzuschaffen. Einige meiner damaligen „Freunde" prophezeiten mir, dass das nicht lange anhält. Mittlerweile halte ich das Sixpack schon fast ein viertel Jahrhundert. Um dich weiterhin zu motivieren und vor allem zu informieren, geht es jetzt auch sofort weiter.

Im weiteren Verlauf werde ich Dir selbstverständlich noch Übungen zeigen, die Deinem Muskelaufbau dienen und wie Du durch entsprechenden Ehrgeiz, unglaubliche Resultate erreichen kannst. Doch bevor es soweit ist, steht noch die Reduktion Deines Körperfetts im Vordergrund. Darum ist es von großer Bedeutung, dass ich Dir erst die nötigen Maßnahmen aufzeige, die dazu beitragen, Deinem Ziel ein Stück näher zu kommen.

13. Lauf um Dein Leben

Eines Abends, als ich es mir auf dem Sofa gemütlich gemacht hatte und mit der Fernbedienung die langweiligen Abendprogramme durchdrückte, schaltete ich zufällig auf einen Doku-Kanal und schaute gespannt dem Geschehen zu. Sollte eine zufällige Begegnung vor dem Fernseher mich so in den Bann ziehen, dass dadurch mein Leben beeinflusst wurde? Ich sah zu, wie drei Eingeborene, nur mit einem Speer bewaffnet, eine Antilope jagten. Unglaublich, denn während dieser Jagd herrschten Temperaturen jenseits der 40 Grad und die Männer waren barfuß unterwegs. Ihr Ziel war es, das Tier so lange zu jagen, bis es erschöpft zusammenbrach und anschließend erlegt werden konnte. So eine Jagd, berichtete der Sprecher, konnte bis zu 8 Stunden dauern. Ich dachte, ich höre nicht richtig. Aber das Kapitel war noch nicht zu Ende. Die drei Krieger mussten, weil der Rückweg mit dem schweren Tier zu lang war, noch vor Dunkelheit ein Lager errichten, ein Feuer entfachen und sich mit Dornen gegen wilde Tiere während der Nacht schützen. Sie tranken lediglich das Blut der Antilope um sich zu von den Strapazen der Jagd zu erholen. Am nächsten Tag banden sie das erlegte Tier um einen starken Ast und trugen die Antilope zurück ins Dorf, wo sie schon sehnlichst erwartet wurden. Erst dann wurde das Tier geschlachtet und gegessen. Ich saß nach diesem Bericht wie versteinert vor der Flimmerkiste. Wie war das möglich, mit so wenig Nahrung eine solche Leistung zu vollbringen? Vor allem herrschten dort unmenschliche Temperaturen und die Jäger besaßen nicht mal Schuhe. Manchmal taten mir die Füße schon nach 10 km Joggen weh, trotz meiner sündhaft teuren Laufschuhe. Ich dachte lange darüber nach und fasste den Entschluss, auch eines Tages so eine Strecke zu bewältigen.

Aber bis dahin sollte noch viel Zeit vergehen. Nach wie vor ging ich laufen und dehnte meine Trainingsstrecke aus. Zwei Jahre später meldete ich mich bei einem Marathon an, an dem über 20.000 Menschen teilnahmen. Es war ein aufregender Tag. Ich fuhr mit 3 Freunden gegen 5 Uhr in der Früh los. Sichtlich aufgeregt, da ich bis dato erst 2 Trainingsläufe mit 40 km hinter mir hatte, heftete ich mir meine Startnummer ans Trikot. Ich konnte es kaum erwarten und dann ertönte der Startschuss. Ich rannte los wie ein Geisteskranker und passierte den Halbmarathon in 1 h 28 min, was natürlich total übertrieben war und dafür durfte ich während der folgenden Kilometern bezahlen. Ab Kilometer 30 war ich total am Ende. Ich wurde immer langsamer und war kurz vor dem Aufgeben. Plötzlich hörte ich, wie jemand sagte: „Auf geht`s!", und drückte mir ein Stück Alufolie in die Hand, in der sich etwas Traubenzucker befand. Ich kannte den Mann nicht, ich weiß nur, dass er eine schwarze Hose und ein schwarzes Trikot trug und deutlich älter war als ich. Kurze Zeit später war er auf und davon. Ich futterte gierig diesen kleinen Traubenzucker und holte mir ein paar Kilometer später noch eine Banane an einem Verpflegungsstand. Nach 3 h 40 min erreichte ich das Ziel. Für mich war es eine grottenschlechte Zeit. Zudem hatte ich schmerzhaft mein Lehrgeld bezahlt, wusste aber seit diesem Zeitpunkt, dass man seine Kräfte einteilen muss.

In den folgenden Jahren war ich auch häufig zum Wandern mit einem kleinen Rucksack, gefüllt mit Proviant, unterwegs. 40 Kilometer konnte man auf ebener Strecke gut in 7 Stunden bewältigen. Dabei stellte ich fest, dass bei einem Schritttempo von 5 bis 6 km/h die wenigsten Ermüdungserscheinungen auftreten. Meine Selbstversuche endeten bei Distanzen von 100 Kilometern, wobei ich frühmorgens startete und erst nach 16 Stunden mit Einbruch der Dunkelheit wieder heimkehrte. Hört sich vielleicht ein wenig verrückt an, aber es gibt Menschen, die bewältigen diese Strecke in deutlich unter 7 Stunden. Auch ging ich äußerst gerne in die Berge zum Wandern. Dabei ging es mir selten um die Höhe der Gipfel, sondern mehr um die Bewältigung der Strecke und das damit verbundene Körpergefühl. Meinen Höhepunkt in puncto Berge erlebte ich im Jahr 2011 am Annapurna in Nepal, wo ich die Gelegenheit hatte, als „Sherpa" mitzulaufen. Egal, ob es sich um das Joggen, Walken oder das Wandern handelt, mit dem Laufen im Allgemeinen habe ich gute Erfahrungen gesammelt und auch meine Grenzerfahrungen gemacht. Leider musste ich feststellen, dass ich nie an die Leistungen der drei Jäger aus dem Film herangekommen bin, nicht einmal in meinen besten Zeiten. Ihnen gebührt mein größter Respekt. Laufen ist eine Sportart, die ich weiterempfehlen kann. Da der gesamte Organismus beim Laufen gefordert wird, werden hier auch viele Kalorien verbrannt. Vor allem aber stärkt es die gesamte Beinmuskulatur und das Herz-Kreislauf-System. Dennoch gibt es ein paar Dinge, die du unbedingt beachten solltest. Achte auf ein ordentliches Schuhwerk. Besonders beim Joggen auf hartem Asphaltboden werden Deine Knie, Bänder und Sprunggelenke sehr stark beansprucht. Hier solltest Du nicht an der falschen Stelle sparen, denn Du hast nur ein paar Beine und die sollen Dich ja ein Leben lang tragen. Daher eignet sich eine Trainingseinheit auf einem weichen Waldboden deutlich besser. Wenn Du erst mit dem Sport beginnst oder noch sehr viel Gewicht in Deinem Reservetank mit Dir trägst, empfehle ich Dir das Joggen nicht, da die Belastung für den Organismus sehr hoch ist. Hier wärst Du mit dem Walken besser bedient. Besonders mit einer Freundin oder einem Freund macht es richtig viel Spaß, durch den Wald zu walken, die Natur zu genießen und dabei Kalorien zu verpulvern. Besonders effektiv wird es, wenn Du mit Laufstöcken arbeitest und der richtigen Technik unterwegs bist. Auch diese kosten kein Vermögen und halten mehrere Jahre. Zudem eignen sich diese auch hervorragend beim Abstieg von einem Berg. Durch den Einsatz von Laufstöcken wird die Belastung auf die Knie deutlich reduziert. Bergwandern ist neben einem Naturerlebnis und der Aussicht, die es am Gipfel zu bestaunen gibt, ein echter Fettverbrenner. Durch das bergauf Laufen benötigen Deine Muskeln richtig viel Brennstoff und das ist gut so, denn dadurch kommst Du Deinem Wunschgewicht Schritt für Schritt näher. Fange anfangs mit einer kleinen Strecke an. Du wirst merken, dass es Dir mit zunehmender Übung immer leichter fällt, dass Laufen zur Routine wird und sich die Wegstrecken immer weiter ausdehnen. Was wohl Herr Fuzzi dazu gesagt hätte? Vermutlich, dass wir gehörig einen an der Waffel haben, denn in jener Zeit, als er die Welt bevölkerte, versuchten unsere Vorfahren einfach nur zu überleben. Sehr viel anders ist das heutzutage aber auch nicht, wenn wir mal ehrlich zu uns sind. In vielen Ländern verhungern heutzutage immer noch Menschen und wir kämpfen mit den Folgen des Überangebots an Nahrung. Nun ja, dabei handelt es sich aber um ein ganz anderes Thema, deshalb stoppe ich hier meine Überlegungen und Du darfst Dir darüber selber Deine Gedanken machen. Ich hoffe, ich konnte Dich hier überzeugen, dass auch diese Fortbewegung, sei es Joggen, Walken oder Wandern, perfekt in Dein Trainingsprogramm passt. Halte Dir aber bitte immer stets vor Augen, dass auch Kleinvieh Mist macht. Nicht jeder muss jetzt ein Extremläufer werden. Beginne einfach, Deine täglichen Einkäufe zu Fuß zu erledigen, lasse die Rolltreppe und den Fahrstuhl links liegen und versuche Dich möglichst viel zu bewegen, denn Dein Ziel ist es ja geworden, ohne prall gefüllten Reservetank durchs Leben zu laufen.

14. Reine Willenskraft

Durch einen Freund, der als Psychologe in der Einrichtung tätig war, wo ich damals auch arbeitete, kam ich mit Mitte 20 zum Klettern. Nun darfst Du Dir das nicht so vorstellen, dass nach einer extremen Zeit des Schwimmens plötzlich alles vorbei war und ich vom Radfahren über das Laufen nun das Klettern anfing und alle anderen Sportarten waren vergessen. Nach wie vor gehe ich Schwimmen und mache heute mit über 40 Jahren immer noch extreme und lange Wanderungen. Auch versuche ich nach wie vor, den Weg zur Arbeit mit dem Fahrrad zu bewältigen und hier mein Beintraining durchzuziehen. Um aber diese ganzen verschiedenen Sportarten auszuüben und auch einen gewissen persönlichen Erfolg dabei zu erzielen, musste ich mir eine Möglichkeit überlegen, wie ich diese Aktivitäten alle unter einen Hut bekam. Schließlich bin ich ja voll berufstätig und habe bis dato drei Berufe erlernt. So kann sich beispielsweise ein Mensch, der viel arbeitet oder eine Person, die sich um eine Familie kümmern muss, an dieser Lektüre orientieren. Aber nun zurück zum Klettern, denn diese Sportart nimmt einen großen Stellenwert in meinem Leben ein. Schon nach dem ersten Besuch der Kletterhalle war ich fasziniert von dieser Sportart und das Kletterfieber hatte mich gepackt.

Dies entsprach genau meinen Bedürfnissen. Da ich in meinen Armen durch das tägliche Training in Form von Klimmzügen schon eine Menge Kraft besaß, konnte ich am ersten Abend annähernd die gleichen Routen wie mein Arbeitskollege steigen, obwohl ich nur mit herkömmlichen Turnschuhen unterwegs war. Keine zwei Wochen später besaß ich eine komplette Kletterausrüstung, eine Jahreskarte für die Halle und ein Griffbrett, welches ich zu Hause anbrachte. An diesem Griffbrett, auch Campusboard genannt, trainierte ich nun täglich und machte bis zum Abwinken Klimmzüge und dies endete fast in einem Wahn. Überall, wo ich mich gerade aufhielt, fing ich nun an, mich nach oben zu ziehen, um an meiner Armkraft zu arbeiten. Anfangs machte ich dabei immer 10 Klimmzüge und versuchte so um die 200 Stück pro Tag zu absolvieren. Nach ein paar Monaten waren 400 Stück in 20iger Sätzen kein Problem mehr. Ich wettete 2 Jahre später mit einer Freundin, dass ich es schaffen würde, 50.000 Klimmzüge im Jahr zu machen, das war ja schließlich nur 137-mal Hochziehen pro Tag. Ich musste nur durchhalten. Der Wetteinsatz war ein Abendessen in einem Feinschmeckerlokal. Von nun an trainierte ich jeden Tag wie vom Teufel besessen und schrieb meine Leistungen jeden Abend in eine Excel-Tabelle. Ich freute mich sogar auf die Nachtschichten in der Einrichtung, wo ich damals als Heilerzieher tätig war, denn auf dem Hauptgang war in einer Toilette eine Stange, an der ich hervorragend trainieren konnte. Was gab es besseres? Trainieren und gleichzeitig Geld verdienen. Ich musste nur bis 21.00 Uhr abwarten, dann konnte ich loslegen, denn ich hatte nur Bereitschaft in diesen Nächten. Jede Woche versuchte ich mich zu steigern und eines Abends machte ich zum ersten Mal 1.000 Klimmzüge. Das war einfach ein richtig geiles Gefühl, obwohl meine Arme schmerzten, als wäre eine Herde Rindviecher darüber gelaufen. Leider ist halt der menschliche Körper nicht für so was ausgelegt, auch wenn wir anscheinend vom Affen abstammen. Jahrelanges Hochziehen belastet die Sehen und Gelenke sicherlich extrem. Bei knapp 37.000 Klimmzügen verspürte ich plötzlich von einer Sekunde auf die andere einen heftigen, stechenden Schmerz in meinem rechten Ellenbogen. Diese Dauerbelastung hatte dazu geführt, dass ich mich an einer Sehne verletzt hatte und deren Heilung beanspruchte mehrere Monate. Ich war am Boden zerstört. Nicht, weil ich ein teures Abendessen spendieren musste, sondern, weil ich mein Vorhaben nicht in die Tat umsetzen konnte. Aber Aufgeben kenne ich nicht und nach ein paar Monaten war ich wieder fit. Das Klimmziehen ist immer noch einer meiner Lieblingsübungen und obwohl ich jetzt über 40 Jahre alt bin, konnte ich vor Kurzem in 6 Stunden noch 1.400 Wiederholungen machen. Jedoch musste ich feststellen, dass mir das reine Klimmziehen für das Klettern nicht viel bringt, außer einer gutaussehenden Muskulatur. Ich musste einfach noch mehr Fingerkraft bekommen. Dazu hing ich jetzt öfters am Griffbrett und besorgte mir in einem Sportladen zwei Handexpander, auch Fingerhantel genannt. Ich habe keinen Werbevertrag mit irgendeinem Hersteller und bekomme nichts dafür, wenn ich das erwähne, aber diese Dinger sind echt Gold wert. Für einen Betrag von deutlich unter 10 Euro kannst Du Dir solche Geräte zulegen. Obwohl ich nun nicht mehr so extrem klettere, wie vor 10 Jahren, da mich auch andere Sportarten faszinieren und ich ja auch vor dem Älterwerden nicht verschont bleibe, lege ich immer noch einen großen Wert auf ein Unterarmtraining. Dieses Training werde ich Dir im mittleren Teil dieses Buches auch vorstellen.

15. Sixpack oder Wampe?

Im Jahr 2011, also im zarten Alter von 37 Jahren, beschloss ich an meinem Bauch noch etwas härter zu arbeiten. Natürlich sollte das so funktionieren, dass ich dieses Training, um Zeit zu sparen, zu Hause absolvieren konnte. Daher überlegte ich mir eine Übung, die zeitlich immer einzubauen war. Dieses Bauchtraining fiel mir ein, als ich gerade Lust auf Training hatte, aber gleichzeitig einen Film im Fernseher verfolgen wollte. Daher setzte ich mich auf einen Stuhl, hielt mich mit beiden Händen an der Sitzfläche fest und zog die Beine nach oben in Richtung Brust und senkte sie wieder Richtung Boden. Ich probierte es mit 100 Wiederholungen und merkte, dass es meine Bauchmuskeln beanspruchte. Schnell war mir klar, dass ich diese Übung immer machen konnte, wenn ich mich irgendwo hinsetzte. Aber war dieses Training auch effektiv genug und brachte es mich meinem Ziel, ein besseres Sixpack zu bekommen, näher? Ich nahm mir vor, diese Übung jeden Tag zu machen, um festzustellen, wie sich dieses Training auf meinen Körper auswirkte. Mein Ziel war es, mindestens 500 Crunches am Tag zu absolvieren.

Aber schnell wurde mir klar, dass das deutlich zu wenig war, denn diese Anzahl machte ich schon nach dem Aufstehen vor Arbeitsbeginn. Je mehr ich trainierte, desto mehr Wiederholungen schaffte ich an einem Stück. Bald waren 200 Crunches, sitzend auf einem Stuhl, zur Routine geworden, so dass ich häufig über 1.000 Wiederholungen am Tag machte. Hört sich vielleicht schwer an, ist es aber gar nicht, wenn Du das mal täglich ein paar Wochen durchziehst. Du musst nur dranbleiben und eine Konstanz und einen Ehrgeiz entwickeln. Meine tägliche Anzahl notierte ich wieder in einer Tabelle. Im Jahr 2011 machte ich 334.000 Crunches, ein Jahr später stand diese Marke bereits bei 612.000 Wiederholungen. Zurzeit arbeite ich an einem neuen Rekord und versuche die magische Zahl von 1 Millionen Wiederholungen im Jahr zu erreichen.

16. Dicke und dünne Muckis

Als ich mit dem Schreiben dieses Buches anfing, war ich bereits 42 Jahre. Bis dato hatte ich noch kein Fitnessstudio von innen gesehen. Erst Ende 2014 meldete ich mich in einer Muckibude an, um dort ein bisschen Sport zu treiben. Ich benötigte einen Ausgleich, da ich aufgrund einer erneuten Verletzung nicht mehr Klettern gehen konnte. In einer schwierigen Route (9+) zog ich mir an der linken Hand einen Kapselriss und eine Verletzung an der Sehne zu und musste wieder pausieren. Natürlich konnte ich in diesem Studio jetzt auch keinen Kraftsport mit dieser lädierten Hand ausüben, aber ich hatte dort die Möglichkeit, mich in den kalten Wintermonaten auf dem Ergometer auszutoben und Kalorien weg zu schwitzen. Das hat sich auch bis heute nicht geändert. Kraftsport in Form von Hanteln Stemmen mache ich nach wie vor ziemlich selten. Viel mehr versuche ich meine Kraftausdauer zu trainieren, denn unnötige massige Muskulatur würde mich bei sämtlichen Sportarten, wie Bike Fahren oder Wandern in den Bergen, negativ beeinflussen. Auch beim Ausüben meines Berufes als Baumkletterer würden große, schwere Muskeln mich am effektiven Arbeiten behindern. Zudem musst Du wissen, dass die Größe der Muskulatur nichts mit der damit verbunden Kraft oder Ausdauer zu tun hat. Hier möchte ich Dir ein Beispiel geben.

Sicherlich kennst Du das größte Radrennen der Welt, die Tour de France. Wer hier mitfährt, ist ein absoluter Spitzenprofi. Selbst derjenige, der dort am Ende der Rundfahrt den letzten Platz belegt, hat unmenschliche Leistungen vollbracht. Bei diesem Sportereignis gibt es verschiedene Wertungen, wo die Fahrer Punkte sammeln können. Um Dir ein deutliches Beispiel zu geben, habe ich mich für die Sprint - und die

Bergwertung entschieden. Auffällig ist, dass die Fahrer, die den Bergpreis unter sich ausmachen, meist ganz anders von der Muskulatur her aussehen, als die Fahrer, die um das Sprint Trikot kämpfen. Dies hat folgenden Grund. Beim Sprinten benötigen die Rennfahrer explosionsartig viel Kraft und versuchen auf eine relativ kurze Entfernung eine maximale Geschwindigkeit zu erreichen. Dabei helfen den Sportlern ihre extremen Muskeln an den Oberschenkeln. Diese großen Muskeln benötigen aber sehr viel Energie und Sauerstoff und sind nicht für reine Leistungen im Ausdauerbereich geeignet.

Anders ist es bei den Fahrern der Bergankünfte. Sie haben eine Muskulatur, die nicht an die Masse der Sprinter heranreicht, aber dafür besitzen sie enorme Ausdauer und passieren als erste die Bergspitze. Diesen Unterschied kannst Du auch in der Leichtathletik feststellen, wenn Du einen 100 m Sprinter mit einem Marathonläufer vergleichst.

Beide Muskelgruppen haben ihre Vor-und Nachteile. Ich nenne sie mal dicke und dünne Muskeln. „Dicke Muskeln" liefern Dir sehr viel Maximalkraft, aber ermüden leider sehr schnell nach kurzer Zeit. „Dünne Muskeln" liefern nicht so viel Maximalkraft, dafür besitzen diese meist eine enorme Ausdauer. Dein Ziel sollte es nun sein, beide Arten der Muskulatur zu trainieren, also die Kraft und die Ausdauer, die so genannte Kraftausdauer. Ich persönlich bin jedoch der Meinung, dass Ausdauer vor Kraft geht. Durch die Ausdauermuskulatur kannst Du beim Sport und im Alltag deutlich länger durchhalten und somit mehr Kalorien verbrennen, was ja zu Deinem Hauptziel geworden ist. Natürlich spielt Deine Genetik, also Deine Veranlagung zum Muskelaufbau auch eine Rolle, jedoch lässt sich diese durch entsprechendes Training beeinflussen.

17. Diäten zerstören Deinen Körper

Sicherlich ist Dir schon aufgefallen, dass durch die Medien, sei es das Fernsehen oder diverse Zeitschriften, irgendwelche Diäten beworben werden. Selbstverständlich werden hierbei auch die sündhaft teuren Produkte präsentiert, ohne die Du scheinbar keinen perfekten Körper bekommen kannst. Aber was ist perfekt?

Vor ein paar Hundert Jahren galten nur gut genährte Frauen als besonders erotisch und keiner wollte da ein schlankes Weib sein eigen nennen. Dies hat sich aber in der heutigen Zeit gewaltig verändert. Nun gut, dass sich Übergewicht nicht besonders positiv auf Deine Gesundheit auswirkt, ist kein Geheimnis. Aber brauchen wir, um einen gesunden Körper zu erlangen, eine Diät?

Machen wir uns nochmal auf eine kleine Zeitreise in die Vergangenheit und schauen mal, wie „Herr Fuzzi" das mit den Kalorien so praktizierte. Wie schon beschrieben, konnte er nur das essen, was er gerade in die Finger bekam. Das war vorwiegend gesunde Nahrung. Aber auch die Menge, die er zu sich nahm, war von der Natur vorgegeben. War er bei der Jagd erfolgreich, konnte er sich so viel Fleisch gönnen, bis es ihm zu den Ohren rauskam. Hatte er jedoch keinen Jagderfolg, musste er mit dem klarkommen, was die Natur ihm schenkte. War Herr Fuzzi also schon der Begründer der ersten Diät? Natürlich nicht, denn er machte das ja nicht freiwillig und wurde durch seine Lebensumstände dazu gezwungen. Wie sieht das aber heutzutage aus? Mit Sicherheit hat jeder von uns im Laufe seines Lebens schon einmal eine Diät, mit meist weniger Erfolg, ausprobiert. Aber warum machen wir so etwas überhaupt? Schlank sein gilt heutzutage als Zeichen für erfolgreich, schön und gesund. Aber ist das überhaupt gesund, wenn wir uns so einer gewollten Hungersnot aussetzen? Diese Frage kannst Du Dir natürlich selbst beantworten, denn dass Dein Körper Treibstoff für seinen Hochofen benötigt, hast Du bereits gelernt.

Um genug Informationen für dieses Buch zu sammeln, habe ich über Wochen einige Diäten ausprobiert und ich kann Dir somit meine Erfahrung mitteilen. Lass die Finger weg von so einem Blödsinn, denn dadurch schadest Du nur Deinem Körper und vor allem Deinem Wohlbefinden. Warum das so ist, erkläre ich Dir gerne. Wie Du in den vorausgegangenen Kapiteln gelesen hast, benötigst Du Energie, damit alle Vorgänge in Deinem Körper reibungslos funktionieren. Mit dieser Energie meine ich nicht nur die Anzahl der Kalorien, damit Dein Kraftwerk etwas zu verbrennen hat, sondern auch alles andere, wie beispielsweise Vitamine und Mineralien. Gibst Du Deinem Körper nun nicht alles ausreichend was er benötigt, wie es bei einer Diät der Fall ist, fühlst Du Dich nach kürzester Zeit nicht mehr wohl. Diesen Zustand hast Du bestimmt schon einmal erlebt, er ist vergleichbar, wie wenn Du zu wenig oder schlecht geschlafen hast. Du fühlst Dich am nächsten Tag nicht wohl, bist niedergeschlagen und willst möglichst schnell wieder ins Bettchen. Genauso ist das, wenn Du „schlechte" Nahrung zu Dir nimmst, oder Dir zu wenig Energie zuführst, worauf eine Diät abzielt. Dein Organismus wehrt sich dagegen, denn Dein Körper hat ja nur ein Ziel und das heißt Überleben.

Um Deine Aktivitäten zu verrichten, benötigst Du je nach Leistung eine bestimmte Anzahl von Kalorien. Was passiert aber nun, wenn Du Deinem Brennofen das Heizmaterial verweigerst, das er dringend braucht? Er holt es sich trotzdem, besser gesagt, er klaut es sich. Nun denken viele Menschen, dass bei einer Diät der Körper sofort an seine Fettreserven geht und dass dadurch ziemlich schnell der Reservetank geleert wird. Aber das ist ein Trugschluss. Um möglichst schnell an Energie zu gelangen, bedient sich Dein Organismus der Energiequelle, die am schnellsten für ihn zur Verfügung steht und das ist Deine eigene Muskulatur. Ja, Du liest richtig, der Körper geht nicht an seine Fettpolster, sondern baut als erstes Muskulatur ab, welche er jedoch dringend benötigt. Deine Fettreserven bleiben somit erst mal bestehen.

Häufig wird von irgendwelchen Wunderdiäten berichtet, bei denen man in wenigen Wochen unglaubliche Resultate erzielen kann. Aber auch das ist ein Irrtum. Bei einer reinen Diät ohne sportliche Betätigung verlierst Du zwar Gewicht, aber überwiegend Muskulatur und Wasser. Die Folge ist nicht nur, dass Du Dich schlapp und müde fühlst, sondern auch, dass prozentual gesehen Dein Körperfett steigt. Ist ja logisch, denn Du verlierst Muskelmasse. Ein weiterer Grund, die Finger von der Nahrungsverweigerung zu lassen, ist jener, dass Du damit Deinen Stoffwechsel schädigst. Das möchte ich Dir an einem Beispiel erläutern.

Du lebst vor Dich hin und vertilgst jeden Tag genüsslich Deine 2.000 Kalorien. Plötzlich fällt Dir so ein Blödsinn wie eine Diät ein, weil Du ja mal in einer Zeitschrift etwas darüber gelesen hast. Nun beginnst Du jeden Tag nur noch die Hälfte zu essen. Wie Du aber schon gelesen hast, ist der Körper das größte Meisterwerk, das die Natur geschaffen hat, und der ist nicht dumm. Dein Organismus lernt nun mit der wenigen Nahrung auszukommen, bedient sich seiner eigenen Muskulatur und senkt erheblich seinen Stoffwechsel. In kürzester Zeit hat Dein Körper nun gelernt, mit reduzierter Kalorienanzahl zu leben. Da alles einmal ein Ende hat, wird auch Deine Diät irgendwann zu Ende gehen. Plötzlich isst Du wieder wie gewohnt. Da Dein Brennofen aber gelernt hat, mit dem wenigen der letzten Wochen auszukommen, wird er das auch noch eine Zeitlang beibehalten. Die Energie, die ihm nun zu viel erscheint, wird er wieder in seinem Reservetank speichern, da er Angst vor einer weiteren Hungersnot hat. Und jetzt bekommst Du gleich zwei neue Probleme. Erstens hast Du Muskulatur verloren, die für die Verbrennung von Kalorien verantwortlich ist, und zweitens hast Du durch weniger Zuführen von Nahrung Deinen Stoffwechsel gesenkt und benötigst nicht mehr so viel Energie. Nun tritt genau das Gegenteil von dem ein, was Du mit dieser Diät erreichen wolltest. Du nimmst zu und bekommst einen noch größeren Reservetank um Deine Hüften. Dies ist der sogenannte Jo-Jo-Effekt, von dem Du bestimmt schon gehört hast. Aber das war noch nicht das Ende der Fahnenstange. Jede Diät bringt noch irgendwelche negativen Auswirkungen mit sich.

Absoluter Unsinn ist es zum Beispiel, sich nur von proteinreicher Nahrung zu ernähren, weil man sich durch das Weglassen von Kohlenhydraten einen Erfolg verspricht. Durch diese Art der Ernährung schaltet Deine Stoffwechsel radikal um und nach einiger Zeit kannst Du für einen Toilettengang gleich mal einen Tag Urlaub buchen, weil Deine Verdauung ins Stocken gerät.

Auch das andere Extrem, eine Diät aus Kohlenhydrate anzufangen, trägt nicht zum Erfolg bei. Damit schädigst Du Deinem Körper noch mehr, denn Dein Organismus ist selbständig nicht in der Lage, Protein (Eiweiß) zu produzieren, welches Du dringendst für ein gesundes Leben benötigst. Um einen gesunden, schönen Körper zu bekommen und dauerhaft Erfolg zu verbuchen, empfehle ich Dir daher, eine ausgewogene und gesunde Ernährung in Verbindung mit sportlichen Aktivitäten.

18. Ein Urlaub mit Folgen

Da mein letzter Urlaub fast 4 Jahre zurücklag, drängte es mich mal wieder, ein bisschen in die Ferne zu ziehen. Eine Freundin schlug vor, ans Meer zu fahren, weil sie noch nie dort war. Nach kurzem Überlegen willigte ich ein, aber nur unter der Voraussetzung, dass dieser Trip nicht in einem „All inklusive Hotel" stattfinden wird. Mir war vielmehr nach Camping und spartanischem Gepäck. Wir entschieden uns für eine kleine Insel in Kroatien, nicht zuletzt deshalb, weil ich in jungen Jahren schon einmal dort war und im Vorfeld meiner Gefährtin positiv von diesem Urlaub berichtet hatte. So sausten wir nachts gegen 23:00 Uhr los und erreichten am nächsten Morgen die Fähre, die uns auf diese kleine Insel schippern sollte. Es war ein herrliches Wetter, die Vorfreude war groß und ein breites Grinsen war auf unseren Gesichtern zu erkennen. Einige Zeit später standen wir auch schon mit unseren prall gefüllten Rucksäcken an der Rezeption und versuchten einer Mitarbeiterin in gebrochenem Englisch zu vermitteln, dass wir in diesem paradiesischen Landstrich gerne unser Zelt aufschlagen wollten. Sie deutete auf einen kleinen Campingplatz neben dem Meer hin, der sich in unmittelbar neben dem kleinen Ort befand, wo höchstens ein paar Hundert Menschen wohnten. Die Einheimischen dort bestritten durch Fischerei und Tourismus ihren Lebensunterhalt. Nach ein paar Minuten hielten wir auch schon Ausschau nach dem vermeintlich besten Platz, um unsere Behausung aufzubauen. Wir wählten den höchsten Punkt, der sich auf einer Anhöhe in den Bergen befand.

So hatten wir eine geniale Aussicht über das Meer und konnten die Sonnenaufgänge genießen, während wir mit unserem Gaskocher hantierten und löslichen Bohnenkaffee aus Plastikbechern tranken.

Was wir in unserer Euphorie nicht bedachten, war, dass der Weg nach oben zu unserem Zelt über 98 Stufen aus felsigen Blockstufen bestand, einfacher Weg versteht sich! Und dass sollte Folgen haben. Jedes Mal, wenn wir etwas Proviant aus dem kleinen Dorfladen brauchten, mussten wir hinunter stiefeln und mit den Besorgungen wieder nach oben laufen. Dieses Spiel wiederholte sich, wenn man zum Duschen wollte oder mal seine verdaute Nahrung entsorgen wollte.

Auch um im Meer schwimmen zu gehen, blieb einem der Weg nicht erspart. So war es keine Seltenheit, dass wir diesen Weg täglich bis zu 10-mal in demütiger Haltung zurücklegten. Zwei Tage später erhielt ich die Rechnung. Ich bekam einen Muskelkater in meinem Hinterteil, der sich nach kürzester Zeit in einen ausgewachsenen Muskeltiger verwandelte. Zum Glück gewöhnte ich mich schnell daran und in der zweiten Woche waren diese Nebenwirkungen vom Treppensteigen verschwunden. Im Nachhinein musste ich feststellen, dass ich noch nie vorher so fit aus einem Urlaub nach Hause gekommen bin. Das viele Treppensteigen war ungewollt ein Workout vom Feinsten.

Es gibt in manchen Fitnessstudios sogar Maschinen, die das Treppensteigen simulieren. Durch das Überwinden von Höhenmetern mittels Stufen, was auch dem Bergwandern sehr nahekommt, muss der Körper mehr Energie aufbringen, was natürlich zur Fettverbrennung führt. Hierbei werden besonders die Beinstrecker und der Hintern beansprucht. Daher empfehle ich Dir, so häufig wie möglich Treppen zu steigen, da dies nicht nur Kalorien verbrennt, sondern auch für muskulöse Beine und ein knackiges Hinterteil sorgt.

19. Abnehmen? Wie funktioniert das?

Häufig werde ich gefragt: „Wie kann ich möglichst schnell abnehmen?" Ich antworte stets: „Schneide Dir einen Arm ab, dann bist Du leichter!" Das meine ich natürlich nicht ernsthaft. Ich erkläre dem Betroffenen dann, dass das Abnehmen ein Prozess ist, der schon ein wenig Disziplin erfordert und nicht von heute auf morgen funktioniert. Kannst Du Dich noch an das Kapitel „die Nahrung, unser Brennstoff" erinnern, das Du am Anfang dieses Buches schon gelesen hast? Hier habe ich Dir vorgerechnet, dass man durch eine tägliche Aufnahme von nur 100 Kalorien, welche Dein Körper nicht benötigt circa 5 Kilogramm im Jahr zunimmt? Genauso funktioniert das mit dem Abnehmen. Hierbei musst Du aber realistisch sein und kannst nicht auf Wunder hoffen, die in irgendwelchen Zeitschriften preisgegeben werden: „Mehrere Kilogramm in einer Woche abnehmen" oder „Topfit in nur zwei Wochen" sind reiner Hokuspokus. So etwas würde ja Dein Organismus gar nicht verkraften. Dass sich Dein Reservetank allmählich gefüllt hat, dauerte ja auch längere Zeit.

Ich habe noch keinen Menschen kennengelernt, der in einer Woche unzählige Kilos abgenommen hat. Dies sind alles Ammenmärchen und die solltest Du ganz schnell beiseiteschieben. Um Dir das ganze leicht verständlich zu machen, gebe ich Dir wieder ein Beispiel in Form einer Rechnung, der Du ganz leicht folgen kannst. Stelle Dir vor, Du würdest gesund essen und jeden Tag ein bisschen Sport machen. In diesem Beispiel verbrennst Du nun durch diese körperliche Aktivität jeden Tag zusätzlich 300 Kalorien. Vorausgesetzt, Du trainierst jeden Tag und ernährst Dich täglich gesund, was allerdings etwas Disziplin erfordert, würdest Du ca. 9.000 Kalorien pro Monat aus Deinem Reservetank verlieren. Da 1

Kilogramm Körperfett ungefähr 7.000 Kalorien entspricht, würde Deine Waage Ende des Monats 1,2 Kg weniger anzeigen. Und hier sind wir auch schon bei einem realistischen Wert. Durch sportliche Betätigung und ausgewogene Ernährung ist ein gesundes Abnehmen von 1,0 bis 1,5 Kg pro Monat möglich.

Selbstverständlich kann nun ein Mensch, der mehrere Zentner auf die Waage bringt, mehr abnehmen als eine Person, die nur ein Drittel davon wiegt. Auch gibt es Ausnahmefälle, wo jemand unter ärztlicher Aufsicht Unmengen von Gewicht verloren hat. Aber davon rede ich ja nicht. Ich spreche vom gesunden Abnehmen und wie Du Dein Wunschgewicht auf Dauer halten kannst.

Öffnen wir nochmal das Fenster der Vergangenheit und besuchen unseren alten, behaarten Freund Herrn Fuzzi. Klar unterlag dieser auch Gewichtsschwankungen. Im Sommer, als die Pflanzen dicke Früchte trugen und hinter jeder Ecke ein Tier zur Jagd bereitstand, war der Urzeitmensch besser genährt als im Winter, wenn er tagelang nach Nahrung suchen musste. Aber er machte keine bewusste Diät. Selbst in den Wochen oder gar Monaten, als nur die kleine Speisekarte im Angebot war, bewegte er sich, kletterte auf Bäume und lief über urzeitliche Hügel. Dadurch absolvierte er, auch wenn unbewusst, eine Art Muskeltraining. Das gleiche gilt nun für Dich.

Um gesund an Gewicht zu verlieren, solltest Du daher nicht nur Deine tägliche Kalorienzufuhr reduzieren, sondern Dich auch sportlich betätigen, damit Deine Muskulatur erhalten bleibt. Wie bereits besprochen, ist es nicht ratsam, wenn Du Kalorien nur durch weniger Nahrung einsparst, denn dann holt sich Dein Brennkessel diese Energie aus der Muskulatur. Wenn Du dies beachtest, kann es mit der Fettverbrennung losgehen. Aber wie verlässt dieses sogenannte Körperfett unseren Körper? Das geschieht über das „Wasser lassen", also über den Urin. Daher ist es wichtig, dass Du viel trinkst. Eine gesunde Menge liegt hier bei 3 Liter über den Tag verteilt. Bei sportlicher Betätigung, wo Dein Organismus so richtig ins Schwitzen kommt, steigert sich diese Menge natürlich deutlich. Setze Dir Ziele, die Du auch erreichen kannst und denke bitte daran, dass nichts von heute auf morgen geschieht. Ein wenig Geduld und Ehrgeiz musst Du schon mitbringen. Nicht das Anfangen wird belohnt, sondern das Durchhalten.

20. Fitnessstudio - Sinn oder Unsinn?

Ich habe mich in der Vergangenheit oft gefragt, ob ich mein Versprechen - ein Buch zu verfassen, auch einlösen kann und wenn ja, welche Thematik ich bearbeiten werde? Da Sport in meinem Alltag ein ständiger Begleiter war und noch ist, lag dieses Thema also nahe. Mein Grundgedanke war es nun, nützliche Tipps zum Erreichen eines gesunden, sportlichen Körpers zu geben und wie jeder das zu Hause durch entsprechende Übungen erreichen kann.

Was hat nun das Thema Fitnessstudio hier zu suchen, zumal das Bild auf der Titelseite einen Monat nach meinem 40. Geburtstag zustande kam, ich topfit war und bis dato noch keine Muckibude von innen gesehen hatte? Die Gründe sind einfach. Erstens wird Sport häufig mit einem Fitnessstudio in Verbindung gebracht und zweitens hatte ich mich selber seit kurzem in einem angemeldet. Aufgrund einer Verletzung konnte ich nicht mehr so aktiv meinem Steckenpferd, dem Klettern nachgehen, wie ich es mir wünschte. Hier habe ich meine Erfahrungen gemacht, über die ich Dir nun berichten werde.

Braucht man so eine Muckibude überhaupt und welche Vorteile verspricht man(n)/frau sich davon? Fitnessstudios gibt es schon seit vielen Jahrzehnten. In den 80iger Jahren verband man diese häufig mit muskelbepackten Bodybuildern, die nur so vor Testosteron strotzten und tonnenweise Gewichte stemmten. Jedoch hat hier ein gewaltiger Imagewandel stattgefunden. Die Fitnessstudios sprießen heutzutage wie Pilze aus dem Boden und das Publikum ist breit gefächert. Neben Berufstätigen aller Bereiche tummeln sich dort auch Hausfrauen, Jugendliche und Rentner.

Ein Vorteil, den ich im letzten Jahr beim Besuch der „Folterkammer" feststellen konnte, ist, dass man aufgrund der zahlreichen Geräte nahezu eine unbegrenzte Möglichkeit hat, seine Muskulatur gezielt zu trainieren. Auch kann man dort nette Kontakte knüpfen und sich gegenseitig anspornen. Das Training in der Gruppe kann nochmal eine extra Motivation sein, wenn man der gesellige Typ ist. In manchen Studios werden spezielle Kurse, wie zum Beispiel Bauch-, Beine-, Po-Training, oder Spinning-Kurse (Radfahren auf Ergometer) angeboten. Ein Nachteil sind die damit verbundenen Kosten. Viele Muckibuden bieten nur Verträge an, die eine Mindestlaufzeit erfordern und diese Verträge sind an festgelegte Kündigungsfristen gebunden.

Wen Du also nach dem Probetraining euphorisch eine verbindliche Unterschrift unter das Dokument setzt und dann nach einiger Zeit feststellst, dass Dir das doch nicht gefällt, setzt Du vermutlich eine Menge Geld in den Sand. Auch die Anreise, je nach Entfernung zu Deinem Wohnort, kann Zeit und Geld kosten. Ich habe mir im Vorfeld die Mühe gemacht und verschiedene Studios durch ein Probetraining genauer unter die Lupe genommen. Das solltest Du auch machen, wenn Du in Betracht ziehst, Dich in so einem Fitnesstempel anzumelden und auszutoben.

Bei den Geräten, Angeboten, Öffnungszeiten, Ausstattungen, Zusatzleistungen (Sauna, Solarium), aber auch bei den Fixkosten gibt es deutliche Unterschiede. Auch auf das Personal solltest Du Dein Augenmerk legen. Hier gibt es fachkundige Trainer, die Dir mit Rat und Tat zur Seite stehen und Dich sofort darauf aufmerksam machen, falls Du eine Übung falsch absolvierst, und die Dich in Deinem Vorhaben unterstützen. Andererseits gibt es aber leider auch die Mitarbeiter, die nur in der Ecke stehen und ihre Zeit bis zum Feierabend runterbeten. Halte einfach die Augen auf, oder unterhalte Dich beim Probetraining mit der Klientel.

Wenn Du diese Informationen beachtest, wirst Du sicherlich die richtige Entscheidung treffen, ob und welches Fitnessstudio für Dich in Frage kommt. Aber bitte halte Dir stets vor Augen, dass Dein Erfolg nicht maßgeblich davon abhängt, ob Du Deine Zeit in einem Studio oder zu Hause verbringst. Entscheidend ist, dass Du ordentlich trainierst, auf eine gesunde, ausgewogene Ernährung achtest und vor allem Dein Ziel, einen schönen Körper zu bekommen, dauerhaft verfolgst.

21. Kraft - oder Ausdauertraining?

Möglicherweise hast Du Dich schon einmal gefragt, was es mit dem Krafttraining beziehungsweise dem Ausdauertraining auf sich hat, welche Unterschiede hier bestehen und welche Art von Training am besten für Dich geeignet ist. Beide Formen dieser sportlichen Betätigung haben ihren Reiz, bieten ihre Vor - und Nachteile und hängen auch sicherlich mit den persönlichen Vorlieben eines jeden einzelnen Menschen zusammen. So wird ein ambitionierter Läufer eher das Ausdauertraining bevorzugen, da er ja möglichst lange durchhalten möchte. Der Sprinter, der das Ziel hat, die Kurzstrecke von 100 Metern in möglichst kurzer Zeit hinter sich zu bringen, wird daher zum Krafttraining tendieren. Um Dir hier ein Beispiel zu geben, das Dir diese Unterschiede noch deutlicher macht, drehen wir einfach nochmal die Uhr zurück, statten Herrn Fuzzi, unserem Urzeitmenschen, einen Besuch ab und begleiten ihn von der Jagd bis zum Abendessen. Dieses Beispiel funktioniert natürlich nur, wenn er auf seinem Raubzug auch erfolgreich ist, also drücken wir ihm die Daumen.

Seit einer Stunde ist Herr Fuzzi, nur mit einem Speer bewaffnet bereits auf der Jagd und hetzt eine vogelartige Kreatur durch die Gegend. Er schleudert seinen Speer, trifft und das Tier ist erlegt. Verschwitzt und völlig erschöpft steht der Urzeitmensch nun vor der Beute. Was war geschehen? Unbewusst hatte er ein Ausdauertraining absolviert, denn er war eine Stunde lang im Dauerlauf hinter diesem flinken Brocken Fleisch hergelaufen. Neben seiner Muskulatur hatte er vor allem sein Herz- Kreislaufsystem trainiert. Da seine Beute über einen Zentner schwer ist, muss unser Jäger das Tier nun in seine Höhle befördern, um es dort zu zerlegen. Er nimmt diese Kreatur, hebt sie hoch, läuft ein paar Schritte und setzt sie vor Erschöpfung wieder ab. Dann ruht er sich aus. Das gleiche Spiel praktiziert der Urzeitmensch so oft, bis er zu Hause angekommen ist.

Was war geschehen? Unbewusst hatte er ein Krafttraining absolviert, denn er hob eine schwere Last für einen kurzen Zeitraum mit entsprechender Wiederholungszahl an. Um sich von den beiden Trainingsformen zu regenerieren, genehmigt sich Herr Fuzzi nun ein saftiges Stück Fleisch und führt seinem Körper proteinreiche Nahrung zu.

Was nun der Unterschied zwischen diesen beiden Trainingsformen ist, konnte Dir der Mensch aus der Vergangenheit aufzeigen. Aber welche Form des Trainings ist nun für Dich die bessere Wahl? Das lässt sich pauschal nicht in einem Satz beantworten. Es kommt immer darauf an, was Du für Ziele hast und was Du mit dem Training bezwecken möchtest. Beim reinen Krafttraining förderst Du vor allem Dein Muskelwachstum. Das heißt, Du erlangst durch gezielte Übungen und mit der entsprechenden Ernährung mehr Muskulatur. Das Ausdauertraining sorgt dafür, dass Du bei sportlichen Aktivitäten länger durchhalten kannst. Sinnvoll ist es daher, beide Bereiche zu trainieren. Es ist nicht vorteilhaft, wenn Du stundenlang jagen kannst, aber keine Kraft besitzt, um das Tier nach Hause zu tragen. Andererseits bringt es Dir auch nicht viel, wenn Du jede Menge Kraft besitzt, aber über so wenig Ausdauer verfügst, dass Du nicht zum Jagderfolg kommst, weil Dir nach wenigen Minuten die Puste ausgeht.

Selbstverständlich handelt es sich hierbei nur um ein Beispiel, aber Dir ist jetzt sicher klargeworden, auf was es ankommt. Heutzutage ist die Nahrungsbeschaffung natürlich nicht mehr so schweißtreibend und mit so viel sportlicher Aktivität verbunden. Unsere Jagd beschränkt sich nur noch auf das Schieben eines Einkaufswagens im Discounter, den wir meist mit einem Auto ansteuern. Hinzu kommt noch, dass viele Menschen einer sitzenden Tätigkeit im Büro nachgehen, wo zwar das Gehirn, aber nicht mehr die Muskulatur gefordert wird. Wir verbrauchen daher immer weniger Energie, stehen aber gleichzeitig einem Überangebot an Nahrung gegenüber. Die Folgen sind klar. Der Reservetank um die Hüften vergrößert sich still und heimlich. Aber was kannst Du dagegen tun? Welche Form der sportlichen Aktivität ist nun die richtige Wahl gegen die „heißgeliebten Fettpolster" vorzugehen, Kraft- oder Ausdauertraining? Die Antwort liegt auf der Hand. Eine Kombination aus beiden Formen ist die perfekte Lösung, und warum das so ist, erkläre ich Dir nun.

Wie Du bereits gelernt hast, erreichst Du durch das Krafttraining und der entsprechenden Ernährung einen Zuwachs an Muskulatur. Da Deine Muskeln hauptverantwortlich dafür sind, dass die Nahrung in Deinem Hochofen verbrannt wird, ist es nun einleuchtend, dass mit zunehmender Muskelmasse auch mehr Kalorien verbrannt werden. Daher ist Krafttraining wichtig für Deinen Organismus. Aber was bringt Dir dann der Ausdauersport? Hier ist die Antwort auch leicht zu verstehen. Durch diese Art der sportlichen Betätigung kommt Deine Muskulatur mal so richtig in Schwung. Das Ausdauertraining sorgt dafür, dass Deine Muckis über einen längeren Zeitraum aktiviert werden und somit viel Energie verbrauchen. Ähnlich wie bei einem Auto, dessen Motor bei Fahrt Treibstoff benötigt, wird sich nun Dein Körper an seinen Reserven bedienen. Daher ist es sinnvoll, beide Formen der sportlichen Aktivitäten, also Kraftübungen und Ausdauertraining, zu kombinieren. Nutze Dein Wissen, achte auf eine gesunde, ausgewogene Ernährung und Deinem Traumkörper steht nichts mehr im Wege.

22. Sinnvolles Training

Nachdem Du jetzt schon viele wichtige und nützliche Informationen über die Vorgänge in Deinem Körper gelesen hast, brennt es Dir bestimmt schon unter den Fingernägeln und Du möchtest endlich aktiv werden. Aber wie stellt man das am besten an? Wie oft soll man Trainieren? Wie funktioniert das mit dem Muskelaufbau? Wie viel Erholung braucht der Körper nach einem Kraft- oder Ausdauertraining? Gibt es dort Unterschiede? Hier stellen sich eine ganze Anzahl von Fragen und, um die zu beantworten, machen wir uns wieder auf eine Zeitreise in die Vergangenheit und schauen in die Höhle zu unserem Urzeitmenschen.

Herr Fuzzi befindet sich gerade im Tiefschlaf und dies ist auch gut so. Nach der anstrengenden Jagd benötigt sein Körper, neben einer ausgewogenen Ernährung, jetzt auch Erholung, damit seine Muskeln wachsen können. Warum das so ist, beschreibe ich Dir nun. Du erinnerst Dich bestimmt an sein Krafttraining, wie er den erlegten Fleischbrocken in seine Behausung gewuchtet hat. Würdest Du nun mit Hilfe eines Mikroskops seine beanspruchte Muskulatur mal genauer unter die Lupe nehmen, könntest Du etwas sehr Interessantes erkennen. Sie weist kleine Verletzungen auf, sozusagen viele, kleine Risse. Das kam daher, weil er durch das starke Anheben der Beute, seine Muskulatur bis auf das Äußerste reizte, also am Limit bewegte. Diese kleinen Risse füllen sich nun mit Hilfe der proteinreichen Nahrung. Dadurch wächst der Muskel und vergrößert sich. Das ist das sogenannte Muskelwachstum. Dieses bringt manchmal Schmerzen mit sich, was wir umgangssprachlich als Muskelkater kennen. Die perfekten Bedingungen für dieses Muskelwachstum findet Dein Körper im Schlaf, wenn Du total entspannt bist. Ist ja nach diesem Beispiel auch logisch, denn bei extremer Anstrengung, wo der Muskel ja mächtig gefordert wird, steht er unter Anspannung und kann nicht wachsen.

Umso einfacher ist es jetzt zu verstehen, dass nach einem Krafttraining der Körper, insbesondere die Muskulatur einen kleinen Urlaub braucht. Diesen kleinen Urlaub nennt man auch Regeneration. Wenn Du also ein hartes Beintraining in Form von Kniebeugen absolviert hast, solltest Du danach nicht nur gesund essen, sondern Deiner Muskulatur auch etwas Regeneration geben. Daher ist es nicht sinnvoll, am nächsten Tag wieder Beine zu trainieren. Deine Laufwerkzeuge brauchen diese Ruhepause, damit sie neue Muskulatur entwickeln können. Dieses Beispiel kannst Du natürlich auf alle Muskelgruppen übertragen.

Sieht nun die ganze Geschichte mit dem Ausdauertraining genauso aus? Muss Herr Fuzzi jetzt tagelang in seiner muffeligen Höhle sitzen und auf Vitamine in Form von frischem Obst verzichten, weil er nicht mehr herumspringen darf? Wie Du sicher schon feststellt hast, ist es Dir möglich, von morgens bis abends herumzulaufen um irgendwelche Arbeiten zu verrichten. Dabei tragen Dich Deine Beine pausenlos, und am nächsten Tag geht das gleiche Spiel erneut los und Du verspürst keinen Muskelkater. Verantwortlich dafür ist Deine Ausdauermuskulatur und die leistet was Gigantisches. Ein gutes Beispiel hierfür ist Dein Herz, welches im Laufe des Lebens mehrere Milliarden mal in deiner Brust schlägt. Somit kannst Du Dir die Frage, ob Herr Fuzzi auf sein Obst verzichten muss, selber beantworten. Natürlich kann er durch die Gegend springen und Äpfel in sich hineinstopfen, denn seine Ausdauermuskulatur ist für das tägliche Training wie geschaffen. Daher ist es auch für Dich kein Problem, wenn Du an einem Abend eine längere Strecke schwimmst und am nächsten Tag gerne mit dem Bike eine mehrstündige Rundfahrt machen möchtest. Der menschliche Körper ist für diese Art von Belastung ausgelegt und Dein Herz- Kreislaufsystem freut sich auf diese aktive Bewegung. Wichtig ist aber, dass Du Deinem Organismus stets genug Flüssigkeit in Form von Wasser zuführst und auf die gesunde Ernährung achtest. Halte Dich an Trainingspausen und gönne Deinem Körper genügend Schlaf, den in dieser Zeit findet die Regeneration und das Muskelwachstum statt.

23. Was benötigt Dein Körper?

Damit die Vorgänge in Deinem Körper tadellos funktionieren, benötigt er Ruhepausen und Treibstoff. Wie bereits erwähnt, ist der Schlaf etwas ganz Wichtiges. Nur hier kann Dein Körper komplett abschalten und neue Energie tanken. Bei einem erwachsenen Menschen sollte die durchschnittliche Schlafdauer ungefähr 8 Stunden betragen. Klar gibt es hier Unterschiede, denn jeder Mensch ist einzigartig. Manche stürmen schon nach ein paar Stunden aus den Federn, andere wiederum verbringen den halben Tag im Bett. Wichtig ist jedoch, dass Du erholt und frisch unter der Bettdecke hervorkrabbelst.

Da Du Dich ja schon im vorangegangenen Kapitel über die Notwendigkeit des Schlafens informiert hast, brauche ich das ja nicht mehr weiter auszubauen. Ich widme mich somit dem Thema Treibstoff. Dazu schauen wir uns das Lebewesen „Mensch" nochmal etwas genauer an. Wenn Du im Biologieunterricht gut aufgepasst hast, ist Dir bestimmt im Gedächtnis geblieben, dass der Menschen zum größten Teil aus Wasser besteht. Dieser Anteil macht ungefähr 70 Prozent aus. Dieses Wasser ist in Deinem Körper überall vertreten, in den Muskeln, in Blut, im Fettgewebe und auch in den Knochen. Kaum vorstellbar, denn wenn ich mich so im Spiegel anschaue, sehe ich gar nicht so aus, als würde ich bis zur Brust mit Wasser gefüllt sein.

Was passiert also, wenn Du körperliche Arbeiten verrichtest, oder ein Training durchziehst? Du schwitzt und verlierst Flüssigkeit. Da der Wasseranteil aber einen bestimmten Wert nicht unterschreiten soll, ist es sehr wichtig, dass Du besonders nach körperlicher Aktivität, wieder nachtankst und Dei-

nen Organismus mit Flüssigkeit versorgst. Hierzu eignen sich
am besten Wasser oder mineralhaltige Getränke.

Neben dem Trinken solltest Du aber auch gesunde Nahrung zu Dir nehmen. Aber was ist gesunde Nahrung? Was
steckt in unserer Nahrung drin und wie wirkt sie auf Deinen
Körper? Grundsätzlich beinhalten Nahrungsmittel neben Vi-
taminen und Spurenelemente drei Hauptnährstoffe. Diese
heißen Eiweiß, Kohlenhydrate und Fett. Wenn Du das nächste Mal in einen Lebensmittelladen gehst, um einzukaufen,
dann drehe doch bitte mal die Verpackungen um. Auf den
Rückseiten sind in den meisten Fällen die Nährwertangaben
angegeben. Aber für was benötigt Dein Organismus diese
verschiedenen Nährstoffe? Das versuche ich Dir nun einfach
und deutlich zu erklären.

Das Eiweiß in der Nahrung dient Deinem Körper zur Zellerneuerung. Man nennt es auch Protein. Es ist sozusagen der
Grundbaustein, ohne den in Deinem Organismus nicht viel
laufen würde. Der Körper kann dieses Protein nicht selber
herstellen und daher ist es wichtig, dass Du das Eiweiß über
Deine Nahrung zu Dir nimmst. Eiweiß dient nicht nur der
Zellerneuerung wie zum Beispiel dem Wachstum von Haar-
oder Fingernägel, es trägt auch zum Muskelaufbau bei. Es
empfiehlt sich, dass Du vor allem nach einem Krafttraining
Protein zu Dir nimmst.

Die Kohlenhydrate, auch Zucker genannt, versorgen Deinen Organismus mit Energie. Hier wird zwischen zwei Formen unterschieden, den langkettigen und den kurzkettigen
Kohlenhydraten. Um diese langkettigen Zucker zu verdauen,
benötigt Dein Körper etwas mehr Zeit. Sie liefern aber deutlich mehr Energie über einen längeren Zeitraum. Diese solltest
Du vor dem Training essen, da sie Dich mit ausreichend
Power versorgen. Sie sind zum Beispiel in Reis, Nudeln und
Vollkornbrot enthalten. Die kurzkettigen Kohlenhydrate hin-

gegen gehen sehr schnell ins Blut über. Sie lassen Deinen Zuckerspiegel, auch Insulinspiegel genannt, rasch ansteigen. Sie liefern zwar schnell, aber nur kurz Energie und Du bekommst nach wenig Zeit wieder Hunger. Sie kommen unter anderem in Weißbrot, Kuchen, Gummibärchen oder Schokolade vor.

Beide Formen von den beschriebenen Zuckerarten machen aber dick, wenn Du sie übermäßig zu Dir nimmst. Da aber Kohlenhydrate eine wichtige Energiequelle sind und Du diese unbedingt benötigst, solltest Du vorzugsweise die langkettigen Zucker wählen.

Fette liefern die meiste Energie, mehr als das doppelte wie Eiweiß oder Kohlenhydrate. Sie helfen die Vitamine aus der Nahrung herauszulösen. Bei ihnen unterscheidet man zwischen gesättigten, einfach ungesättigten und mehrfach ungesättigten Fetten. Die gesättigten Fette solltest Du in jedem Fall meiden. Sie sind total ungesund für Deinen Körper. Sie sind in vielen Fertigprodukten und in der Margarine enthalten. Die einfach ungesättigten Fette solltest Du vorzugsweise zu Dir nehmen. Sie sind auch sehr kalorienreich, werden aber zum Stoffwechsel benötigt und sind zum Beispiel in Avocados enthalten. Die mehrfach ungesättigten Fette solltest Du bevorzugen. Vielleicht hast Du schon einmal von Omega-3 oder Omega-6-Säueren gehört. Sie sind für Deinen Organismus lebensnotwendig und können von Deinem Körper nicht selbst produziert werden. Sie kommen in den Nahrungsmitteln Lachs, Forelle und Walnüssen vor. Jedoch solltest Du mit den Fetten aufgrund ihrer Energiedichte immer haushalten, denn ein übermäßiger Verzehr schlägt sich auf Deine Hüften nieder. Da wir täglich mit Nahrung konfrontiert werden, möchte ich das Thema Ernährung später nochmal aufgreifen.

Die Vitamine kommen in der Nahrung nur in sehr kleinen Mengen vor. Dennoch kann man auf diese nicht verzichten. Sie steuern zahlreiche Vorgänge in Deinem Körper. Neben

Abwehrkraft, Wundheilung, Knochenaufbau sind sie auch für Deine Gedächtnisleistung und Konzentration verantwortlich. Vitamine sind in allen natürlichen Lebensmitteln enthalten. Dazu zählt Obst und Gemüse, aber auch Fleisch, Fisch und Milch. Zu wenig Vitamine führen zur Mangelerscheinung. Allein über die Anzahl der Vitamine und ihre Wirkung sind schon ganze Bücher verfasst worden. Daher habe ich diese Thematik nur kurz angeschnitten und auf das Wesentliche beschränkt. Wenn Du Dich noch ausführlicher mit diesem Thema beschäftigen möchtest, empfehle ich Dir den Fachhandel. Dort kannst Du sehr gute Fachliteratur über Ernährung und Vitamine finden.

24. Der Sport und seine Wirkung

Sport ist keine Erfindung der Neuzeit. Selbst im Altertum praktizierten die Menschen schon sportliche Wettkämpfe. Aber warum machen wir das überhaupt? Welche Wirkung hat der Sport und welche Vorteile bringt er mit sich? Hierfür gibt es eine Menge von Gründen, auf die ich nun eingehen werde.

Sport hilft Dir in erster Linie gesund zu bleiben. Durch die körperliche Aktivität forderst Du Deinen Körper und Dein Herz-Kreislaufsystem wird trainiert. Dies hat zur Folge, dass Du leistungsfähiger wirst und Dich im Allgemeinen wohler fühlst. Durch sportliche Betätigung wird Deine Muskulatur beansprucht. Dies wiederum aktiviert Deinen Stoffwechsel und Du verbrennst mehr Kalorien. Die positiven Auswirkungen sind Dir bereits bekannt. Der Reservetank um die Hüften verschwindet. Auch das Selbstbewusstsein wird durch Sport gefördert. Es ist nicht von der Hand zu weisen, dass ein durchtrainierter Mensch selbstsicherer wirkt, als eine Person die an Übergewicht leidet. Dass Sport soziale Bindungen schafft, ist schon lange kein Geheimnis mehr. Gerade bei Vereinssportarten hat der eine oder andere schon seinen zukünftigen Lebenspartner kennengelernt. Aber auch beim Laufen oder bei Wanderungen in den Bergen ergeben sich immer wieder interessante Begegnungen. Dass beim Gruppensport der Gemeinschaftssinn gefördert wird und dadurch neue Freundschaften entstehen, hast Du sicherlich auch schon beobachtet.

Gerade heutzutage, wo wir uns häufig in geschlossenen Räumen aufhalten, ist die körperliche Aktivität in der freien Natur eine willkommene Abwechslung. Nicht nur, dass frische Luft in unsere Lungen strömt, hier können wir auch die Natur erleben. Sport hilft Dir aber auch gesund zu werden. Nach

Unfällen oder Operationen wird körperliche Aktivität gezielt eingesetzt. Diese beschleunigt den Heilungsprozess.

Fitness wirkt sich auch positiv auf Deine seelische Verfassung aus. Warum das so ist, kann ich Dir aus meinen eigenen Erfahrungen berichten. Gerade bei Ausdauersportarten produziert der Körper eine Art Glückshormone. Sie werden Endorphine genannt. Sie sorgen für Freude und gute Laune. Davon berichten oft Menschen, die das Laufen für sich entdeckt haben und ich kann diese Behauptung nur bestätigen. Besonders nach einem anstrengenden, stressigen Arbeitstag hilft diese Aktivität abzuschalten. Zudem ist festzustellen, dass sportlich aktive Menschen seltener krank werden und eine höhere Lebenserwartung haben. Dass viele Arten des Sports den Geist, die Geschicklichkeit und das Körpergefühl fördern, sollte auch noch erwähnt werden. Dass man sich bei den verschiedenen Aktivitäten richtig auspowern kann, ist auch eine positive Begleiterscheinung. Sport trägt somit auch zu einem gesunden Schlaf bei.

25. Märchenstunde

Als kleines Kind konnte ich oft nicht einschlafen. Daher setzte sich mein Vater abends auf die Bettkante und erzählte mir ein Märchen. Diese Geschichten waren so langweilig und ermüdend, so dass ich schnell den Schlaf fand. Dabei lag es nicht an ihm, wie er diese vortrug. Das Unglaubwürdige dieser Vorträge lies mich schnell abschalten.

Solche Märchen existieren auch über den Sport, die Ernährung und das Abnehmen. Diese Lügengeschichten werden heutzutage im großen Stil verkauft. Was sich in der Politik und der Autoindustrie bewährt hat, scheint auch in Bezug auf Deinen Körper zu funktionieren. Aber das stimmt nicht. Spätestens nach ein paar Wochen merkst Du, dass das angebotene Konzept keinen Sinn macht. Leider ist es dann aber zu spät und meistens hast Du Geld in den Sand gesetzt. Dieser Plan geht nur für die Leute auf, die Geld an Dir verdienen wollen.

Beginnen wir also mit der Märchenstunde. Bei einem Spaziergang durch die Stadt fiel mein Blick auf ein Werbeplakat. Die großen, roten Buchstaben konnte ich einfach nicht übersehen: „Traumkörper in 3 mal 15 Minuten". Ich dachte mir nur, hoffentlich meldet sich dort niemand an. So etwas kann nicht funktionieren. Die Erklärung ist einfach. Nehmen wir mal an, Du fährst eine Stunde auf dem Ergometer. In dieser Zeit schafft es der Otto Normalverbraucher ungefähr 500 Kalorien zu verpulvern. Dafür musst Du aber schon ordentlich strampeln. Wenn Du nun in der Woche Deine drei Trainingseinheiten im Viertelstundentakt absolvierst, kommst Du auf 45 Minuten Trainingszeit. Mit einem leichten Dreisatz kannst Du nun ausrechnen, dass Dein zusätzlicher Kalorienverbrauch 375 kcal beträgt. Das wäre nicht einmal der Inhalt einer halben Tüte Chips. Um mit dieser Methode nur 1 Kilogramm abzunehmen, bräuchtest Du über 18 Wochen. Daher beachte solche Angebote erst nicht. Sie sind Bauernfängerei und dienen nur dazu, dass Du Deine Unterschrift unter einen Vertrag setzt.

Das nächste Märchen hast Du bestimmt selber schon einmal gelesen. Häufig wird in der Werbung oder in Zeitschriften damit geworben: „Gesund abnehmen - 6 Kilogramm in nur 2 Wochen". Was in den Köpfen der Menschen vorgeht, die solche Artikel verfassen, ist mir ein Rätsel. Meiner Meinung nach heißt „gesund abnehmen", dass das Körperfett reduziert wird und die Muskelmasse erhalten bleibt. Dass diese Werbemethode absoluter Blödsinn ist, kannst Du selber leicht ausrechnen. Für diese 6 Kilogramm müsstest Du in 14 Tagen 42.000 Kalorien verbrauchen. Mit einer gesunden, ausgewogenen Ernährung ist das Utopie. Dies würde rein rechnerisch 6 Stunden täglich auf dem Ergometer bedeuten. Auch die größte Motivation könnte Dir dabei nicht helfen. Vermutlich würdest Du spätestens am dritten Tag vom Drahtesel fallen, weil Dein Organismus das gar nicht mitmacht und Deine Muskulatur sich weigert. Selbst erfahrene Spitzensportler, die am schwersten Radrennen der Welt teilnehmen, gönnen sich nach ein paar Etappen einen Ruhetag. Wohlgemerkt, es sind Spitzensportler, die nicht abnehmen wollen, große Mengen essen und jahrelange Erfahrung haben. Daher solltest Du diese Werbung erst gar nicht in Deinen Kopf lassen.

Das nächste Märchen grenzt fast schon an Wahnsinn. Es handelt sich um Tabletten, die Dich schlank machen. Angeblich sollen diese das Fett aus der Nahrung aufnehmen und ausscheiden. Dass Du dieses Produkt teuer bezahlen musst, ist kein Geheimnis. Solltest Du an Übergewicht leiden, weil Du viel Schokolade und Fruchtgummi konsumierst, könntest Du Dir tonnenweise diese Pillen einwerfen und es würde nichts passieren. Viele Süßigkeiten bestehen überwiegend aus kurzkettigen Kohlenhydraten und diese werden bei übermäßigem Verzehr in Körperfett umgewandelt. Was bringt denn da eine Tablette, die das Fett der Nahrung bindet, wenn zu viele Kohlenhydrate die Ursache für Übergewicht sind? Dieses Zeug brauchst Du wirklich nicht. Bei Zahnschmerzen machst Du Dir ja auch keine Wadenwickel.

Nun kommen wir zu meiner Lieblingsgeschichte. Hierbei handelt es sich um die Eiweißdiät. Das diese Form der Ernährung ein absoluter Schwachsinn ist, kannst Du Dir selber beantworten, wenn Du das Kapitel „Was benötigt Dein Körper" aufmerksam gelesen hast. Wie der Name schon sagt, wird bei einer Eiweißdiät nur Protein vertilgt. Hier gibt es gleich mehrere Gründe, warum das nicht langfristig funktioniert und Du danach sogar dicker wirst als vorher. Kohlenhydrate sind der beste Energielieferant. Dies gilt vor allem für die langkettigen Zucker, die in Vollkornbrot, Nudeln usw. enthalten sind. Da Du während dieser Phase komplett auf Kohlenhydrate verzichtest, wird Dir ziemlich schnell die Power ausgehen. Nach ein paar Tagen fühlst Du Dich schlapp wie eine Schnecke, die ihr Haus nicht mehr tragen kann. Daher solltest Du Deinen Tagesbedarf durch mindestens 50 Prozent dieses Elementes decken. Verzichtest Du darauf, während Dein Körper Energie benötigt, wird er sich Deiner Muskulatur bedienen. Auch Dein Gehirn wird zunehmend wie eine Schlaftablette funktionieren, denn es ist auf die kurzkettigen Zucker angewiesen. Des Weiteren fehlen Deinem Organismus nun auch sämtliche Ballaststoffe. Einziger Vorteil, den Du nun verzeichnen kannst, ist das Sparen von Toilettenpapier. Deine Verdauung kommt nämlich ins Stocken, als hättest Du einen Gummiball verschluckt. Zudem kann ein durchschnittlicher Körper nur 30 Gramm pro Stunde dieser Proteine verwerten. Der Rest wird über die Niere ausgeschieden, was langfristig zu Gesundheitsschäden führt. Und zu guter Letzt die entscheidende Frage.

Selbst wenn diese Diät funktionieren würde, wie lange magst Du das durchhalten - ein ganzes Leben lang?

Das Gegenteil dieser Sinnlosigkeit ist die Diät, bei der man vollkommen auf Proteine verzichtet. Angeblich soll man hierbei seine Eiweißspeicher entleeren können. Welche Funktion soll denn das haben? Dein Organismus ist doch gar nicht in der Lage, Proteine über einen längeren Zeitraum zu speichern. Die Eiweißreserven in Deinem Körper sind sowieso ziemlich schnell erschöpft. Proteine sind lebensnotwendig, denn Dein Körper kann diese nicht selbstständig herstellen. Sie regeln komplexe Abläufe in Deinem Organismus. Hier rate ich Dir dringend ab, denn mehr verkehrt machen als bei dieser Diät, ist kaum noch möglich.

Die nächste Methode soll durch eine Trennkost funktionieren. Auch hier solltest Du Dir keine Wunder versprechen. Wenn Du mehr Kalorien in Dich hineinschaufelst, als Du benötigst, wirst Du zunehmen. Da spielt es keine Rolle, ob Du die Nahrung trennst oder nicht. Zumindest betreibst Du bei dieser Diät keinen katastrophalen Raubbau an Deiner Gesundheit. Aber auch hier rate ich Dir ab, denn nach körperlicher Aktivität benötigt Dein Körper Kohlenhydrate, um seine Energiespeicher wieder aufzufüllen.

Neben dieser Geschichte habe ich aber auch noch was Kulinarisches für Dich im Angebot, dem Du auch keinen Glauben schenken sollst. Es geht um die Fitnessriegel, welche Dich in Form bringen sollen. Hier möchte ich Dich darauf hinweisen, dass alle Energielieferanten Deinen Reservetank explodieren lassen, wenn Du zu viel davon futterst. Jedoch muss man hier klar unterscheiden. Es gibt Riegel, die ausgesprochen gute Nährwerte haben. Leider gibt es auf dem Markt aber auch solche, die genauso viel Zucker wie Schokolade beinhalten. Einige strotzen sogar durch so viel gesättigte Fettsäuren, dass sie einer ungesunden Wurst im Kühlregal Konkurrenz machen könnten. Fitnessriegel sind Energielieferanten. Sie eignen sich bei Ausdauersportarten, wie Radfahren oder lange Wanderungen, damit Du nicht in Unterzucker gerätst. Zum Abnehmen sind sie nicht zu gebrauchen. In erster Linie nimmt hier der Inhalt Deines Geldbeutels ab, weil diese sehr teuer sind. Dein Ziel sollte ein kräftiger, gesunder Körper sein. Dazu eignet sich eine ausgewogene Ernährung und eine ausreichende körperliche Aktivität. Diese solltest Du durch eine Kombination von Kraft- und Ausdauersport ausüben. Dies ist die beste und gesündeste Methode, um Dein Vorhaben zu realisieren, und verspricht langfristigen Erfolg.

26. Optimiere Deine Essgewohnheiten

Meine Eltern bauten schon in jungen Jahren ein Haus. Hierbei handelte es sich nicht um einen Palast, sondern um eine kleine, bescheidene Hütte. Trotzdem war dieser Bau mit Kosten verbunden und mein Vater war Alleinverdiener. Dort lebte ich mit zwei weiteren Geschwistern. Folglich war die Haushaltskasse nicht immer zum Platzen mit Goldtalern gefüllt. Ich musste nie Hunger leiden, jedoch schaute meine Mutter stets, dass es für das schwer erwirtschaftete Geld etwas Vernünftiges zwischen die Zähne gab. Die Speisen wurden immer selbst zubereitet und Fertigprodukte oder übermäßig Süßigkeiten gab es daher selten. Als Kind konnte ich nicht immer Gefallen daran finden. Meine gesunden Essgewohnheiten habe ich schon in früherer Zeit kennengelernt. Jetzt im Erwachsenenalter bin ich meinen Eltern sehr dankbar dafür. Hätten sie nicht so konsequent darauf geachtet, würde ich jetzt vermutlich nicht diesen leistungsfähigen Körper besitzen. Die richtige Ernährung spielte nämlich eine erhebliche Rolle, um in Form zu kommen.

Nicht nur für Dich als erwachsener Mensch, sondern auch für Kinder ist es äußerst wichtig, mit einer gesunden Ernährungsweise vertraut zu sein. Das Erlernen einer gesunden Kost beginnt schon in den Kinderschuhen. Meine Kindheit war durch zwei Sprichwörter geprägt. Erstes lautete: „Was Hänschen nicht lernt, lernt Hans auch nicht mehr." Gut, dass nicht alle Sprichwörter zu 100 Prozent der Wahrheit entsprechen. Auch im Alter kann man(n)/frau noch etwas dazulernen, aber es gestaltet sich manchmal schwieriger. Das trifft vor allem für die Essgewohnheiten zu. Auch das zweite Sprichwort möchte ich Dir nicht vorenthalten. Es lautet: „Iss morgens wie ein Kaiser, mittags wie ein König und abends wie ein

Bettelmann." Auch hier kannst Du manchmal kleine Abstriche machen, jedoch solltest Du diese Ausnahmen nicht überstrapazieren.

Die richtige Ernährung beginnt schon nach dem Aufstehen. Sorge hier für einen guten Start in den Tag. Es ist wichtig, dass Du nach dem Schlafen Deinen Körper auftankst und ihn für den Tag rüstest. Eine Schlacht gewinnst Du auch nicht mit einem stumpfen Messer. Für das Frühstück solltest Du Dir Zeit nehmen. Das zahlt sich auf Dauer aus. Zwischen Tür und Angel etwas in den Mund zu schieben bringt gar nichts. Die Menge der Nahrung darf zum Frühstück etwas größer ausfallen. Schließlich hat Dein Körper nun den ganzen Tag Zeit, diese zu verdauen und optimal zu nutzen. Ich empfehle Dir zum Frühstück langkettige Kohlenhydrate, denn diese sättigen sehr gut. Das liegt daran, dass sie von Deinem Organismus langsamer verdaut und aufgenommen werden. Vollkornbrot und Müsli eignen sich perfekt. Die Milch in der Getreidesuppe spendet Dir zudem Calcium und Eiweiß. Um nicht zu viel gesättigte Fettsäuren aufzunehmen, rate ich Dir zu Milch mit einem Fettgehalt von 1,5 Prozent im Milchanteil. Kurzkettige Kohlenhydrate, wie beispielsweise in Schokoladencroissants enthalten, eignen sich nicht. Ihre kurzkettigen Zucker lassen Deinen Insulinspiegel rasch ansteigen und nach kurzer Zeit verspürst Du wieder Hunger. Nach diesen schlechten Nährwerten wirst Du Dir ziemlich schnell wieder was in den Mund schieben. Nehme Deine Mahlzeiten im Sitzen ein und esse langsam. Ein Sättigungsgefühl stellt sich in der Regel erst nach 15 bis 20 Minuten ein. Wenn Du hier das Essen runterschlingst wie ein Kampfhund, wirst Du zwangsläufig mehr zu Dir nehmen, als Du benötigst. Die Folgen sind Dir klar. Damit der Weg zum Mittagessen nicht zu lang wird, ist eine kleine Zwischenmahlzeit nicht verkehrt. Auch hier kannst Du zu etwas Gesundem greifen. Viele Menschen vergessen am Morgen zu frühstücken und nehmen sich keinen „Snack" mit. Kein Wunder, dass sie dann am Mittag ausgehungert sind und reinhauen, als würde morgen ein Krieg ausbrechen. Das gilt es aus zwei Gründen zu vermeiden. Durch den ausgehungerten Zustand schreit der Körper förmlich nach Futter. Folglich wird zu schnell gegessen und nicht auf eine gesunde Kost geachtet. Ein Kalorienüberschuss ist die Folge und den kann niemand gebrauchen. Der zweite Grund ist aber noch viel negativer. Da sich im Körper keine Nahrung befindet, hat Dein Brennkessel nichts zu verbrennen. Du bist aber auf dem Weg Nahrungsexperte zu werden und weißt, dass Dein Körper sich das holt, was er braucht. Er will ja schließlich überleben. Diese Energie nimmt er sich wiederum aus der Muskulatur. Willst Du freiwillig Muskeln abgeben, die Du Dir so schwer antrainiert hast? Ich denke mal nicht, deshalb solltest Du dem Frühstück eine große Bedeutung schenken.

12 Uhr! Endlich Mittag, denkt Dein Gehirn. Dein Magen allerdings schiebt schon Panik, denn was jetzt kommt, heißt für ihn Hochleistungsarbeit. Während wir am Morgen eher zu süßen Sachen greifen, steht mittags meistens deftige Unterhaltung auf dem Plan. Wundere Dich nicht, warum Du nach dem Mittagessen müde bist und keinen „Bock" mehr auf das Arbeiten hast. Meistens essen wir am Mittag unkontrolliert und schnell. Der Magen benötigt nun viel Energie, um die fettigen Speisen in seine Bestandteile zu zerlegen. Ich habe selber schon auf der Baustelle festgestellt, dass nach dem Mittagessen nicht mehr viel läuft und jeder versucht, sich eine ruhige Aufgabe zu angeln. Auch diese Nahrungsaufnahme solltest Du sitzend und langsam einnehmen und dabei auf eine ausgewogene Kost achten. Der Stehimbiss mit Currywurst und rotweißen Pommes ist nicht unbedingt die optimale Lösung.

Wenn Du mittags aus Berufsgründen nicht zu Hause speisen kannst, dann habe ich einen Tipp für Dich. Bitte Deine

Süße oder Deinen Süßen, um das Kochen von doppelten Portionen. So kannst Du von der gesunden Mahlzeit etwas mit in die Arbeit schleusen. Wenn Du alleine bist, kannst Du die Menge der Kochportionen sowieso selbst gestalten. Dadurch erhältst Du nicht nur ein gesundes Mittagessen, sondern sparst auch noch Moneten.

Damit Du mir bis zum Abendessen nicht zusammen fällst wie ein Klappspaten, rate ich Dir am Nachmittag wieder zu einer kleinen Zwischenmahlzeit. Vitaminreiche Nahrung wie Obst bietet sich hervorragend an. Dies lässt sich auch einfach transportieren. Beim Einläuten des Abendessens sollten bei Dir die Alarmglocken läuten, denn hier wird am meisten falsch gemacht. Klar möchte sich jeder nach einem anstrengenden Tag für seine Mühen belohnen. Dies geschieht häufig durch eine Fressorgie, die dann auch noch vor dem Fernseher fortgesetzt wird. Dabei darf natürlich in vielen Fällen das Feierabendbier nicht fehlen. Doch besonders hier ist Vorsicht geboten. Dafür gibt es mehrere Gründe. Das Vertilgen von Nahrung vor der Glotze birgt Gefahren. Hier bist Du vom Essen abgelenkt und gibst mehr in Deinen Brennkessel, als er verheizen kann. Solltest Du dazu noch Alkohol trinken, bringst Du das Fass zum Überlaufen. Dir ist ja schon bewusst, dass Alkohol in Acetat umgewandelt wird und Dein Organismus zuerst auf diesen zurückgreift. Das andere Heizmaterial in Deinem Magen wird nun nicht angerührt und wandert somit in den Reservetank um Deine Hüften. Aber das Tüpfelchen auf dem I kommt erst noch.

Dein Magen ist jetzt mit allem Möglichem gefüllt, Du bist natürlich dementsprechend müde und gehst ins Bett. Was aber passiert? Du schlummerst friedlich vor Dich hin. Dein Magen denkt sich: „Ich bin doch nicht blöd. Den ganzen Tag schiebt dieser Mensch fette, ungesunde Sachen in mich hinein und nun schläft er." Dein Verdauungssystem wird sich nun auch zum Schlafen verabschieden. Folglich wird der Inhalt in Deinem Bauch ganz brav in den Reservetank verschoben. Dies gilt natürlich auch für die Mahlzeiten zum Training. Vor dem Workout bietet es sich an langkettige Zucker zu konsumieren, da sie Dich ausreichend mit Energie versorgen. Bis eine Stunde nach dem Training eignen sich die langkettigen Kohlenhydrate ebenfalls, da sie Deine Energiespeicher wieder auffüllen. Damit Deine Muskulatur anschließend ausreichend versorgt wird und wachsen kann, brauchst Du Proteine. Merke Dir bitte, dass vernünftige Essgewohnheiten entscheidend zu Deinem Erfolg beitragen.

Langfristige „Vergewaltigungen" Deines Organismus sind nur schwer aufzufangen und auch mit sportlichen Übungen kaum noch zu beheben. Dein Ziel, einen gesunden sportlichen Körper zu erhalten, hängt zu einem erheblichen Teil von dieser Essensgeschichte ab. Daher solltest Du darauf achten und eine Veränderung anstreben, sofern dies noch nicht geschehen ist. Auch hier möchte ich Dir eine Motivation mit auf den Weg geben. Je mehr Du davon falsch gemacht hast, desto mehr kannst Du jetzt natürlich verändern und richtigmachen. Zunehmend größer wird daher Dein Erfolg sein. Halte Dich an eine ausgewogene Ernährung in Kombination mit sportlichen Übungen! Einer positiven körperlichen Veränderung steht dann nichts mehr im Wege.

Kapitel II

Praktische Übungen/Training

Haftungsausschluss

Bevor Du mit den Übungen beginnst, solltest Du Dich vergewissern, dass Du gesund bist. Hier empfehle ich Dir einen ärztlichen Rat einzuholen. Bei jeder Sportart besteht das Risiko einer Verletzung. Dies gilt auch für die hier beschriebenen Übungen. Wie im Vorwort schon beschrieben, bin ich kein professioneller Fitnesstrainer und gebe nur meine eigenen Erfahrungen in diesem Buch wieder. Für Verletzungen oder negative Auswirkungen, die im Zusammenhang mit den beschriebenen Übungen stehen, übernehme ich keine Verantwortung.

1. Ausdauertraining

Und schon geht es los! In diesem Teil wirst Du gefordert. Es ist nämlich an der Zeit, die Theorie in die Praxis umzusetzen. Natürlich wirst Du weiterhin mit Informationen von mir versorgt. Aber langsam solltest Du Deine Sportkleidung bereithalten, denn nur durch aktive Mitarbeit kannst Du Deinen Körper in eine gute Form bringen. Sicherlich sind unter den Lesern auch ambitionierte Sportler, die sich hervorragend auskennen und enorme Leistungen erzielen. Trotzdem werde ich versuchen, alles genau zu erklären, und mit ganz einfachen Übungen anfangen. Schließlich soll auch der Leser, der gerade erst mit dem Sport beginnt, einen guten Start erwischen. Zum besseren Verständnis habe ich das 2. Kapitel nochmals untergliedert. Dieses wird aus den Themen Ausdauersport und Muskelaufbau bestehen.

Um möglichst viel Energie zu verbrauchen, muss Deine Muskulatur aktiviert werden. Sie ist letztendlich dafür verantwortlich, dass Kalorien verbrannt werden. Dies erreichst Du vor allem durch den Ausdauersport. Hier möchte ich Dir die gängigsten und effektivsten Varianten vorstellen. Neben den beschriebenen Arten gibt es sicherlich noch andere gute Übungen, die Deinen Körper in Form bringen. Jedoch beschränke ich mich nur auf die Sportarten, die ich in den letzten 25 Jahren selbst ausgeübt habe. Hier werde ich alle meine Erfahrungen mit einzubringen, denn Sport ist das, was mich bis jetzt mein Leben lang begleitet hat.

1.1 Wandern, Walken, Laufen

Gehen als solches ist die älteste Fortbewegung der Menschheit. Da wundert es keinen, dass sich hieraus eine Sportart entwickelt hat. Diese Fortbewegung hat im Laufe seiner Entstehungsgeschichte schon viele Namen erhalten. Auch sind daraus verschiedene Laufstile entstanden. Neben dem Gehen als Gangart entstand hier das Wandern, Walken, Jogging oder Laufen, um nur einige zu nennen. Jedoch haben alle Arten etwas gemeinsam. Sie fördern die Ausdauer und das Herz-Kreislaufsystem und werden überwiegend in der freien Natur ausgeübt. Welche Unterschiede liegen nun zwischen den verschiedenen Stilrichtungen?

Beim Walken, aber auch beim zügigen Wandern wird eine Geschwindigkeit gewählt, die sich deutlich vom Spaziergang abgrenzt. Die Arme sind meist angewinkelt. Unterschied zum ambitionierten Laufen ist, dass immer mit einem Fuß Bodenkontakt besteht. Mit Hilfe von Teleskopstöcken kann die Gangart noch unterstützt werden. Diese Variation nennt man Nordic Walking. Durch den Einsatz der Stöcke wird die Oberkörpermuskulatur mehr gefordert. Somit ist der Kalorienverbrauch hier etwas höher. Auch beim Wandern in den Bergen oder in unebenen Gelände werden Stöcke eingesetzt. Sie dienen zur Entlastung der Gelenke und zur Stabilisation beim Abstieg. Durch die Steigung des Geländes und den Einsatz der Stöcke steigt der Kalorienverbrauch hier nochmals an.

Das klassische Laufen wird von vielen Sportlern als Königsdisziplin bezeichnet. Um mit dieser Sportart zu beginnen, solltest Du schon ein wenig Erfahrung mit dem Laufsport besitzen. Durch die schnelle Fortbewegung fordert sie Deinen Organismus am stärksten. Aufgrund der Sprungbewegung sind oftmals beide Füße gleichzeitig in der Luft. Somit grenzt sich dieser Laufstil von den anderen deutlich ab. Für alle Laufarten empfehle ich die passende Ausrüstung. Wer hier am falschen Ende spart, tut sich nichts Gutes.

Kaufe Deine Schuhe passend zu Deiner Laufart. Wenn Du gerne zum Wandern gehst, besorge Dir Bergschuhe, in denen Du den entsprechenden Halt findest. Achte auch auf die Atmungsfähigkeit Deines Schuhwerks. Merke Dir bitte, dass Bergschuhe immer mit dickeren Socken getragen werden. Somit kann die Schuhgröße schon mal eine Nummer größer ausfallen. Solltest Du dies nicht beachten, wirst Du Dir beim Abstieg schnell Blasen holen. Für das Laufen empfehle ich aus meiner Erfahrung einen Schuh, der einen guten Halt bietet und dennoch eine komfortable Dämpfung besitzt. Denke daran, dass der Schuh den Kontakt zwischen Dir und dem Boden herstellt. Jeder Stoß wird beim Laufen an Deine Gelenke und Sehnen weitergegeben. Daher ist auf vernünftige Sportschuhe ein großes Augenmerk zu legen.

Baumwolle trägt sich im Alltagsleben sehr angenehm auf der Haut. Sie hat aber im Ausdauersport nichts zu suchen. Dieses Material eignet sich nicht, wenn Du bei sportlichen Aktivitäten transpirierst. Hierfür gibt es spezielle Kleidung, die für jeden erschwinglich ist. Zudem sind diese Materialien extrem leicht und schützen vor Wind. Diese leiten die Wärme und den Schweiß nach außen ab.

Wenn Du gerade mit dem Laufsport beginnst, empfehle ich Dir das Walken oder Wandern. Da der Organismus nicht so stark wie beim Laufen beansprucht wird, eignet sich dieser Laufstiel ideal für Einsteiger. Auch für schwere Menschen bietet das Walken Vorteile, denn es belastet die Gelenke nicht so stark wie die Königsdisziplin. Durch die Verwendung von Laufstöcken kannst Du sogar Deine Muskulatur im Oberkörper mit einbeziehen. Auch als Einsteiger solltest Du darauf achten, dass Du nicht unbedingt die schwersten Stöcke zum

Trainieren benutzt. Wähle am Anfang eine gerade Strecke, die sich gut für Dich bewältigen lässt. Ein Rundkurs bietet sich hier am besten an. Bei Strecken, die nur in eine Richtung verlaufen, solltest Du rechtzeitig an den Rückweg denken. Versuche am Anfang 2- bis 3-mal pro Woche zu trainieren. Du wirst merken, dass Du sehr schnell besser wirst und sich Deine Strecke ausdehnt. Später kannst Du dann auch die Trainingseinheiten pro Woche erhöhen. Mit einem Freund/Freundin oder Partner macht diese Sportart doppelt so viel Spaß. Wenn Du Dich beim Walken noch unterhalten kannst, hast Du die richtige Geschwindigkeit gewählt.

Solltest Du in Erwägung ziehen, in den Bergen zu wandern, bitte ich Dich folgende Ratschläge zu beachten. Für eine Tour in den Höhen solltest Du über genügend Kondition verfügen. Hier forderst Du gleich zweimal Deinen Körper alles ab. Es beginnt schon beim Aufstieg. Durch das stetige bergauf Stiefeln wird Dein Organismus deutlich mehr belastet, als beim Gehen auf ebener Strecke. Hinzu kommt noch, dass das bergab Laufen auch eine kräftezehrende Angelegenheit werden kann.

So schön die Berge auch sein können, so unberechenbar und gefährlich sind sie auf der anderen Seite. Für so eine Tour empfehle ich Dir die richtige Ausrüstung. Neben geeignetem Schuhwerk, Kleidung und Laufstöcken solltest Du einen Rucksack mitnehmen. In diesen gehört auf alle Fälle eine Regenjacke. Das Wetter kann dort sehr schnell umschlagen und mit nasser Kleidung wird das Wandern zur Tortur. Zudem solltest Du genügend Verpflegung mitnehmen. Eine Wegstrecke, auf der sich eine bewirtete Hütte befindet ist für jemanden, der mit dem Bergsport erst beginnt, ideal. Um einen Berggipfel zu erreichen, solltest Du niemals die damit verbundenen Anstrengungen unterschätzen. Beachtest Du diese Ratschläge, hast Du neben einem hervorragenden Training auch ein schönes Naturerlebnis.

Für das Laufen gebe ich Dir den gleichen Ratschlag, wie für das Walken und das Bergwandern. Starte mit einer überschaubaren Strecke. Beginne mit einem langsamen Lauf und übernehme Dich nicht. Auch nach jahrelanger Erfahrung ist es mir schon passiert, dass ich die erste Hälfte der Strecke so schnell anging, dass ich für den zweiten Teil kaum noch genügend Reserven hatte. Ein paar Stunden vor dem Lauf solltest Du langkettige Kohlenhydrate zu Dir nehmen, damit Deine Energiespeicher gefüllt sind. So bist Du auf der sicheren Seite, dass Dich kein Hungerast überfällt. Beginne auch hier mit 2 bis 3 Läufen pro Woche. Wenn Du die verschiedenen Laufstile während der Woche wechselst, verschaffst Du Dir damit eine willkommene Abwechslung. Durch diese Ausdauersportarten aktivierst Du viele Muskelgruppen. Somit kannst Du neben dem Herz-Kreislauftraining auch eine Menge Kalorien verbrennen, was zu einem gesunden Körper beiträgt.

1.2 Schwimmen

Die Fortbewegung im Wasser gibt es schon seit Urzeiten. Damals nutze man das Schwimmen hauptsächlich zur Jagd im Wasser und somit zur Nahrungsbeschaffung. Durch die Entstehung von Bädern wurde das Schwimmen als Sportart populär. Hier entwickelten sich verschiedene Stilrichtungen. Die bekanntesten Varianten sind Brust- und Rückenschwimmen, das Kraulen und der Delphin. Dass das Tummeln im Wasser eine beliebte Sportart ist, konnte ich sogar in meinen Urlauben am Meer feststellen. Anstatt einer Laufart zu frönen, gehen die

Einheimischen dort gerne dem Wassersport nach. Sie ziehen dort ihre Runden im kühlen Nass.

Die Auftriebswirkung des Wassers bringt viele Vorteile mit sich. So werden beim Schwimmen beispielsweise Gelenke und Sehnen erheblich entlastet. Nach Operationen wird das Medium Wasser gerne als therapeutische Maßnahme eingesetzt. Durch die Auftriebskraft des Wassers wird der Organismus deutlich weniger Belastung ausgesetzt. Daher ist diese Sportart hervorragend für Menschen geeignet, die an Übergewicht leiden. Ein weiterer Vorteil ist die minimalistische Ausrüstung. Hier sind die Kosten überschaubar. Lediglich ein Eintrittspreis ist für das Betreten des Bades zu entrichten. Im Sommer kannst Du sogar im See schwimmen, was die Ausgaben in Richtung Null drückt.

Beginne mit dem Brustschwimmen. Dies ist die einfachste Form der Fortbewegung im Wasser. Ein künstliches Schwimmerbecken bietet hier Vorteile. Die Strecke ist leicht überschaubar und am Beckenrand hast die Möglichkeit Dich auszuruhen. Zudem kannst Du anhand der zurückgelegten Bahnen Deine Distanz berechnen. Für Aktivitäten in künstlichen Gewässern empfehle ich aufgrund des chlorhaltigen Wassers eine Schwimmbrille. Das Brustschwimmen ist eine sehr ausgeglichene Schwimmart. Hier erzeugen Ober- und Unterkörper je zur Hälfte die Energie zur Fortbewegung. Versuche anfangs lieber etwas langsamer zu beginnen, aber längere Strecken zu bewältigen. So kurbelst Du die Fettverbrennung in Deinem Körper an. Zudem hast Du hier die Möglichkeit, Deine Ausdauer perfekt zu trainieren. Das Rückenschwimmen sehe ich als eine sehr entspannte Sportart an. Durch die rotierende Bewegung Deiner Armmuskulatur und mit Hilfe der Auftriebskraft des Wassers kannst Du entspannt an der Wasseroberfläche liegen. Mit den Beinen kannst Du zwischen zwei Bewegungsvarianten wählen. Entweder bewegst Du Dich mit einem Beinschlag, ähnlich wie ein Frosch, oder führst eine pendelnde Bewegung aus. Einziger Nachteil ist der, dass man nicht sieht wo man hinschwimmt. Aber hier kannst Du Abhilfe schaffen, indem Du Dich im Schwimmbad an den Deckenlichtern orientierst.

Die schnellste Form der Fortbewegung im Wasser ist der Kraulstil. Dabei erzeugt der Oberkörper 70 Prozent der Schubenergie. Daher kannst Du mit dieser Disziplin sehr gut Deine Schultern, Brust und Armmuskulatur trainieren. Für die Variante Delphin benötigst Du schon etwas Übung. Hier spielt die richtige Technik, aber auch Kraft eine entscheidende Rolle. Mit Hilfe von Bein- und Rumpfmuskulatur katapultierst Du Dich aus dem Wasser und tauchst dann mit dem Oberkörper wieder ein. Diese Bewegung ähnelt sehr dem Schwimmstil eines Delphins und daher trägt diese Variante auch seinen Namen.

Alle beschriebenen Arten des Schwimmens eignen sich, um die Ausdauer zu trainieren. Zudem haben sie einen positiven Einfluss auf das Kreislaufsystem. Bei kalten Temperaturen benötigt der Körper etwas mehr Energie. Daher wird beim Schwimmen in einem nicht temperierten Becken Dein Energiehaushalt zusätzlich angekurbelt. Bei Deinem Training kannst Du hier reichlich für Abwechslung sorgen. Kombiniere einfach die verschiedenen Schwimmstile. So kannst Du mit Freude diese Sportart betreiben. Neben Spaß und einem nicht zu verachtenden Kalorienverbrauch förderst Du hier Deine Gesundheit und bekommst einen durchtrainierten Körper.

1.3 Radfahren

Das Radfahren ist mit Sicherheit die jüngste Sportart neben dem Schwimmen und dem Laufen. Erst mit Beginn der Industrialisierung im 19. Jahrhundert wurde der Drahtesel erfunden. Jedoch sahen die ersten Fahrräder noch ganz anders aus und waren mit den jetzigen nicht zu vergleichen. Moderne Bikes verfügen über unzählige technische Komponenten und erleichtern das Fahren ungemein.

Meiner Meinung nach zählt das Radfahren zu den schönsten Ausdauersportarten. Dafür gibt es einige Gründe. Mit einem Rad können viel größere Entfernungen als zu Fuß zurückgelegt werden. Somit wächst der Aktionsradius und das Training kann zu einem Erlebnis in der Natur werden. Da der Körper während der Fahrt auf Sattel und Lenker eine ruhende Position einnimmt, werden die Gelenke entlastet. Im Gegensatz zu den Laufsportarten muss der Organismus hier keine Stöße abfangen. Bei dieser Sportart ist es sogar möglich, sich während der Fahrt auszuruhen. Bei leichtem Gefälle oder Geschwindigkeitsüberschuss kann man entspannt auf dem Bike sitzen und dieses rollen lassen. Trotzdem lassen sich beim Radeln sehr viele Kalorien verbrennen.

Beim Fahren auf einem computergesteuerten Ergometer konnte ich das schon des Öfteren feststellen. Hier ist es möglich über 800 Kalorien in der Stunde aus dem Reservetank zu nehmen. Der Grund hierfür ist einfach. Um dieses Gefährt in Bewegung zu versetzten, müssen die Pedale betätigt werden. Dies geschieht durch unsere Muskelkraft. Beim Radeln werden die größten Muskelgruppen aktiviert. Dies sind der Beinbizeps (biceps femoris), der Beinstrecker (quadriceps femoris) und der Hintern (glutaeus maximus). Nun ist Dir ja schon bekannt, dass die Muskeln Energie brauchen, wenn sie arbeiten müssen.

Es ist also kein Geheimnis mehr, dass bei dieser sportlichen Aktivität Dein Kraftwerk auf Hochtouren läuft. Ein weiter Vorteil ist, dass Du diese Sportart im Freien oder in geschlossenen Räumen ausüben kannst. Es gibt Menschen, die schwören auf ein Ergometer, wenn wetterbedingt das Biken draußen nicht möglich ist. Damit das Radeln auf der Stelle keine eintönige Angelegenheit wird, kann gute Musik Abhilfe schaffen. Ich selbst habe mir schon ganze Filme angesehen, während ich mich auf dem Drahtesel auspowerte. Mittlerweile sind alle Hometrainer mit einem Display versehen. Hier hast Du die Möglichkeit die gefahrene Wegstrecke, verbrauchte Kalorienanzahl und den Puls zu überprüfen.

Für das Biken im Freien hat uns die Fahrradindustrie in den letzten Jahren mit verschiedenen Modellen regelrecht überschüttet. Hier möchte ich gerne auf drei unterschiedliche Modelle eingehen.

Der Klassiker unter den rollenden Gefährten ist das Tourenrad. Es ist sozusagen der Allrounder. Es eignet sich gut, um auf asphaltierten Straßen zu fahren, aber auch Feldwege können mit ihm gemeistert werden. Da Tourenräder meist mit einem Gepäckträger versehen sind, besteht die Möglichkeit etwas zu transportieren. Du kannst dieses Bike für Einkäufe nutzen, damit den Weg zur Arbeit bewältigen oder einfach nur schöne Touren fahren.

Das klassische Rennrad hingegen ist ein reines Sportgerät. Lichtanlage, Gepäckträger oder Schutzbleche sucht man an diesem Model vergeblich. Dafür besticht dieses Gefährt durch ein geringes Gewicht und sehr schmalen Reifen. Hierdurch können erheblich schnellere Geschwindigkeiten erzielt werden. Der Gebrauch dieser Rennmaschine beschränkt sich allerdings nur auf asphaltierten Strecken.

Genau umgekehrt sieht es beim Mountainbike aus. Durch das grobe Profil der Laufräder ist der Rollwiderstand etwas höher. Ausgestattet mit Federgabel und robustem Rahmen eignet es sich hervorragend für unebenes Gelände und das Radeln abseits der befestigten Wege.

Welches Modell für Dich in Frage kommt, liegt an Deinen persönlichen Vorlieben. Alle drei Varianten helfen Dir dabei, einen gut trainierten Körper zu formen. Auch hier kannst Du mittels eines Tachometers sämtliche Werte kontrollieren. Wie bei allen Ausdauersportarten wird auch hier das Herz-Kreislaufsystem gefördert und vor allem die Beinmuskulatur aktiviert.

Leider ist das Trainieren auf dem Bike nicht immer ganz ungefährlich. Bei einer Trainingsfahrt wurde ich vor Jahren mal vom Rad geholt. Dabei zog ich mir eine schwere Kopfverletzung zu. Dies wäre zu vermeiden gewesen, wenn ich einen Fahrradhelm getragen hätte. Daher empfehle ich Dir dringend diese Schutzmaßnahme. Heutzutage sind Helme allgegenwärtig und nicht mehr wegzudenken. Neben einem schönen Design bestechen sie durch ihre Funktionalität. Die ergonomisch geformten Lufteinlässe sorgen durch den entstehenden Fahrtwind für Kühlung. Zudem schützt der Helm, ähnlich wie ein Schirm, vor direkter Sonneneinstrahlung. Für längere Touren eignet sich eine Radhose. Sie ist gepolstert und ermöglicht ein bequemes Sitzen.

Diesen Sport kannst Du täglich ausüben und gleichzeitig nützliche Dinge damit verbinden. Zu Beginn empfehle ich Dir eine flache Tour, die Du gut bewältigen kannst. Gerade beim Radfahren gewöhnt sich die Muskulatur schnell an die Belastung. Du wirst feststellen, dass sich Dein Aktionsradius innerhalb kürzester Zeit schnell vergrößert. Mit zunehmendem Training stellen Bergetappen auch kein Problem mehr dar. Durch diese abwechslungsreiche Sportart hast Du die Möglichkeit, Deinen Körper gesund zu erhalten. Hier entwickelst

Du eine straffe Muskulatur und kannst Deinem Reservetank „lebe wohl" sagen.

Selbstverständlich ist es nicht möglich alle Sportarten gleichzeitig zu betreiben. Das wäre ja zeitlich gar nicht machbar. Dennoch habe ich versucht sämtliche Ausdauersportarten zu beschreiben, mit denen ich gute Erfahrungen gemacht habe. So hast Du die Möglichkeit zwischen den verschiedenen körperlichen Aktivitäten zu wählen. Klar ist, dass jeder Mensch andere Vorlieben entwickelt. Bald schon wird Dein persönlicher Favorit feststehen. Durch eine Kombination von Schwimmen, Radfahren oder den Laufsportarten hast Du jedoch die Möglichkeit, Abwechslung in Dein Ausdauertraining zu bringen.

2. Krafttraining

Neben dem Ausdauersport nimmt auch das Krafttraining eine wichtige Stellung ein. Du kannst Dich sicherlich noch an die Jagd von Herrn Fuzzi erinnern. Hier benötigte er eine Kombination aus Kraft und Ausdauer. Durch das Krafttraining entwickelst Du eine stärkere, beziehungsweise größere Muskulatur. Je stärker der Motor eines Fahrzeuges ist, desto mehr Sprit benötigt es, wenn es bewegt wird. So sieht es auch in Deinem Körper aus. Je stärker Deine Muskulatur ist, desto mehr Kalorien verbraucht sie, wenn Du diese aktivierst. Je länger Du Deine Muskeln forderst, umso mehr Energie werden sie verbrennen. Dies erreichst Du vorzugsweise durch die Ausdauersportarten.

Um ein Muskelwachstum zu erreichen, hilft Dir das Krafttraining. Dafür habe ich ein Training zusammengestellt, das Du zu Hause durchführen kannst. Es sind Übungen, die ich als sinnvoll erachte und die mich in eine sehr gute Form gebracht haben. Ich habe den Sport nicht neu erfunden, aber schon sehr früh nach einem Workout gesucht, den man im alltäglichen Leben mit einbeziehen kann. Ein Grund dafür ist die Zeitersparnis, da dieses Training zu Hause stattfindet. Viele dieser Übungen genieße ich täglich, obwohl ich beruflich sehr eingebunden bin. Auch Du kannst mit wenig Aufwand ein effektives Workout durchführen. Des Weiteren machen diese Übungen auch Spaß. Ich habe selber schon erlebt, dass daraus generationsübergreifende Familienwettkämpfe entstanden sind. Jedoch möchte ich Dich auf folgendes hinweisen. Es gibt keinen Vorteil, ohne dass dieser auch einen Nachteil mit sich bringt. Umgekehrt ist das genauso. Beim Autofahren hast Du den Vorteil, dass Du schnell an Dein Ziel gelangst. Jedoch besteht hier der Nachteil, dass diese Mobilität mit Kosten und

Gefahren im Straßenverkehr verbunden ist. Dies gilt auch für das tägliche Training. Du kannst mit entsprechenden Übungen einen gesunden, kräftigen Körper bekommen. Jedoch birgt jede Sportart das Risiko einer Verletzung. Achte daher unbedingt auf die korrekte Ausführung der Übungen.

2.1 Beintraining

Zu Beginn stelle ich Dir das Beintraining vor. Die Beinmuskulatur stellt die größte Muskulatur im menschlichen Körper dar. Durch ihren Einsatz wird die meiste Energie verpulvert. Zudem benötigst Du Deine Beine, um Deinen Alltag zu bewältigen. Meiner Erfahrung nach tendieren Frauen häufiger zu diesen Übungen, weil trainierte Beine ein echter Hingucker sind. Daher möchte ich hier an die Männer appellieren. Durch das Training dieser großen Muskelgruppen produziert Dein Körper Testosteron. Dieses Hormon ist für das Muskelwachstum verantwortlich. Wenn Du also Muckis am Oberkörper aufbauen möchtest, dann solltest Du die Beinübungen lieben lernen. Zudem soll Testosteron den Fettabbau anregen. Also, worauf noch warten?

2.1.1 Das Wandsitzen

Das Wandsitzen entdeckte ich im Alter von ungefähr 14 Jahren. Ich wurde durch eine Sendung im Fernsehen darauf aufmerksam. Diese Übung hatte ich schnell in mein Herz geschlossen. Hier konnte ich mich mit meinen Freunden messen. Andererseits war diese Übung auch eine gute Beschäftigung, wenn ich aufgrund meines frechen Mundwerkes Stubenarrest von meinen Eltern bekam. Das Wandsitzen praktiziere ich heute noch sehr häufig. Scheinbar hatte die strenge Erziehung, die ich genoss, doch einen Vorteil gehabt. Dieses Training fördert vor allem die Kraftausdauer. Sie eignet sich hervorragend, um sich in kürzester Zeit „platt" zu machen. Diese statische Übung beansprucht vor allem die obere Beinmuskulatur und den Gesäßmuskel. Für Anfänger reichen hier schon ein paar Minuten, bis die Belastungsgrenze erreicht ist. Um diese Kraftübung korrekt auszuführen, gehst Du folgendermaßen vor:

Stell Dich mit dem Rücken zur Wand. Der Abstand sollte ungefähr einen Schritt betragen. Nun setzt Du Dich hin, vergleichsweise wie auf einen Stuhl. Dein Rücken soll dabei komplett an der Wand aufliegen. Deine Oberschenkel befinden sich hierbei waagrecht zum Boden und bilden einen 90 Grad Winkel zu Deinen Waden. Deine Arme hängen entspannt neben Deinem Körper. Versuche diese Position so lange wie möglich zu halten. Die erreichte Zeit kannst Du mit einer Stoppuhr festhalten und dann versuchen zu überbieten.

Du kannst das Wandsitzen aber auch als eine Art Ausdauerübung betreiben. Hierbei gehst Du folgendermaßen vor:

Nimm als Richtwert die Hälfte Deiner maximal erzielten Zeit. Führe die Übung nun mit diesem Richtwert aus. Danach machst Du eine 2-minütige Pause und das Spiel geht von vorne los. Versuche dabei mehrere Sätze hintereinander zu absolvieren. Du hast die Möglichkeit dieses Training zu vereinfachen oder zu erschweren. Wenn Du Deine Arme auf die Oberschenkel stützt, wird diese Übung etwas leichter. Um das Workout schwieriger zu gestalten, nimmst Du einfach die Grundhaltung ein und ziehst Deine Zehen nach oben in Richtung Decke, so dass Du nur noch auf den Versen stehst. Du wirst den Unterschied deutlich merken.

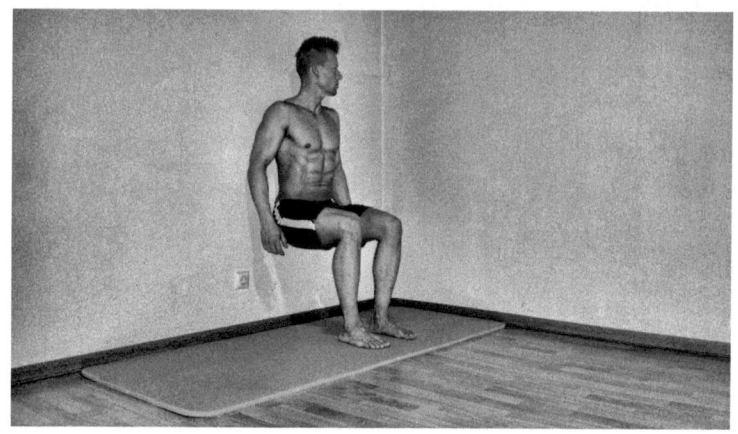

Eine noch größere Belastung Deiner Muskulatur bekommst Du, wenn du diese Übung auf einem Bein ausführst. Dazu benötigst Du aber schon ein wenig Training. Ich empfehle Dir Sportschuhe mit rutschfesten Sohlen. Dieses Workout kann gut im Alltag eingebaut werden. Ich nutze das Wandsitzen beim Zähneputzen, oder während der Kaffee durchläuft. Probiere das einfach einmal aus. So kannst Du gleich zwei nützliche Dinge miteinander verbinden.

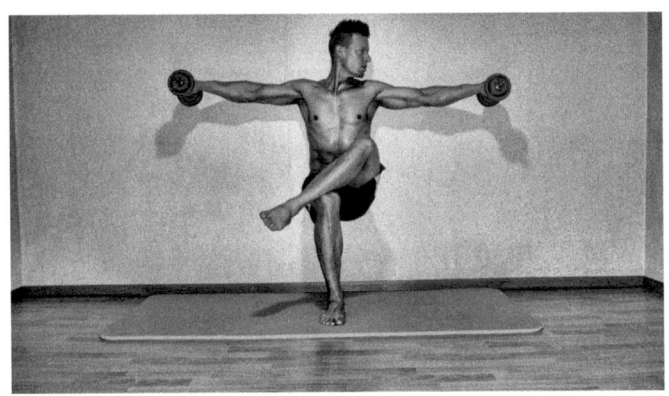

2.1.2 Die Kniebeugen

Kniebeugen beanspruchen die Oberschenkelmuskulatur ausgiebig. Wer es hier übertreibt, ist am nächsten Tag mit Muskelkater vom Feinsten gesegnet. An diesem Erlebnis durfte ich schon in jungen Jahren teilhaben. Es war Winter und ein Sportlehrer schlug ein „Skifahrertraining" vor. Die Athleten, die den weißen Hang hinunter stechen, benötigen sehr viel Kraft und Ausdauer in den Beinen. So lernte ich in diesem Unterricht die Kniebeugen kennen. Heutzutage ist mir natürlich bekannt, dass dieses Muskeltraining eine Grundübung aus dem Kraftsport ist. Sie fördert vor allem die Muskulatur am Beinstrecker und den großen Gesäßmuskel, also Dein Hinterteil. Diese Übung kannst Du hervorragend zu Hause ausüben. Die Ausführung ist simpel einfach, dennoch äußerst effektiv um Deine Muskulatur zu trainieren. Nun erkläre ich Dir die Vorgehensweise:

Stelle Dich gerade hin und spreize leicht die Beine. Der Abstand zwischen Deinen Knien soll dabei ungefähr eine Fußlänge betragen. Die Arme verschränkst Du vor der Brust. Jetzt befindest Du Dich schon in der Grundhaltung und es folgt der anstrengende Teil der Übung. Gehe in die Hocke und senke Deinen Hintern in Richtung Boden. Sobald sich Deine Oberschenkel in einem 90 Grad Winkel zu Deinen Waden befinden, stoppst Du. Dann drückst Du Dich mit Hilfe Deiner Beinmuskulatur wieder nach oben in die Ausgangsposition. Wie viele Wiederholungen Du dabei schaffst, liegt an Deinem Trainingszustand. Als Anfänger empfehle ich Dir, die ersten Wochen langsam zu starten. Da es sich um eine ungewohnte Bewegung handelt, wird sich Dein Körper mit Muskelkater rächen. Auch hier wird nicht das Anfangen belohnt, sondern das Durchhalten. Hier kannst Du Deine Leistung sehr schnell verbessern. Somit steigt auch die Wiederholungszahl. Die Kräftigung der Beinmuskulatur zahlt sich vor allem in den Laufsportarten aus. Besonders beim Bergwandern unterstützt Dich diese Muskelgruppe um die Höhenmeter zu überwinden. Dieses Workout kann natürlich erschwert werden, indem Du eine Stange mit Gewichten auf Deine Schultern platzierst. Jedoch halte ich persönlich nicht viel davon, weil es die Wirbelsäule und die Bandscheiben belastet. Um die Kraftausdauer zu trainieren, eignet sich eine höhere Wiederholungszahl ohne Zusatzgewicht zudem deutlich besser. Durch einen kleinen Aufwand kannst Du enorme Leistung erzielen. Hierfür gebe ich Dir ein Beispiel. Eine Freundin von mir praktiziert diese Übung täglich. Sie absolviert jeden Abend 5 Sätze mit 20 Wiederholungen. Für das Ausführen dieser 100 Kniebeugen benötigt sie gerade mal ein paar Minuten. Nun halte Dich fest, denn was jetzt kommt ist gigantisch. Durch ihr eigenes Körpergewicht bewegt sie im Jahr somit über 2 Millionen Kilogramm. Mich wundert es jetzt nicht mehr, dass sie

Beine aus Stahl hat und mit ihrem Hinterteil Nüsse knacken kann. Mit ein wenig Übung und dem entsprechenden Ehrgeiz kannst Du das auch erreichen. Versuche einfach dieses kurze Training in Deinem Alltag unterzubringen. Du erreichst dadurch nicht nur knackige Beine. Durch das Aktivieren der großen Muskelgruppen sorgst Du für einen Kalorienverbrauch. Dies schlägt sich positiv auf Deine Hüften nieder. Oft sind es nur kleine Veränderungen in Deinem Leben, die eine große Wirkung haben und Dich Deinem Erfolg näherbringen.

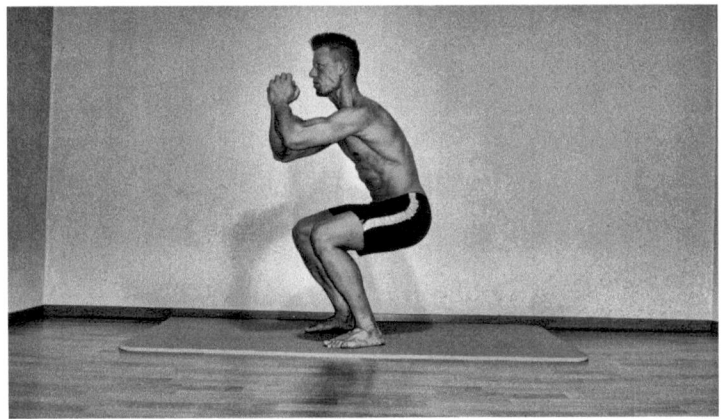

2.1.3 Die Sumokniebeugen

Bestimmt hast Du irgendwo schon einmal die gut genährten Sumoringer gesehen. Kurz bevor der Kampf zwischen den beiden Kontrahenten beginnt, nehmen sie ihre Ausgangsstellung ein. Dabei stehen sie sich gegenüber, die Beine haben sie weit auseinandergestellt. Ihren Oberkörper stützen sie mit Hilfe der Ellenbogen auf ihre Oberschenkel. Dann kommt es zum „Showdown".

So wie es Dir die zwei Sportler gerade demonstriert haben, wird auch Deine Grundstellung bei dieser Übung aussehen. Stelle Dich nun mit weit gespreizten Beinen aufrecht hin. Deine Arme verschränkst Du vor der Brust. Nun führst du die gleiche Bewegung wie bei den Kniebeugen aus. Durch die veränderte Beinstellung wird nun die Muskulatur in Deinen Beinen ganz anders belastet. Beinstrecker und Gesäß werden mit diesem Workout perfekt trainiert.

Hier hast Du die Möglichkeit, die Übung zu variieren. Stelle einen Fuß auf eine kleine Anhöhe und führe das Training aus. Hier reichen schon ein paar Zentimeter. Eine Treppenstufe eignet sich gut. Achte dabei auf einen sicheren Stand und halte das Gleichgewicht. Das Bein auf dem Podest wird hierbei entlastet, dafür darf das andere deutlich mehr arbeiten. Anschließend folgt der Wechsel.

Eine andere Variation entsteht, wenn Du Dir ein Gewicht besorgst. Anstatt die Arme vor der Brust zu verschränken, hältst Du mit beiden Händen diesen Gegenstand nah am Körper platziert vor Dir fest. Hierfür brauchst Du kein hochprofessionelles Sportgerät. Ein schöner Stein oder eine mit Sand gefüllte Plastikflasche erfüllt auch den Zweck. Achte aber darauf, dass sich Dein Oberkörper, insbesondere der Rücken in einer geraden Position befindet. Beginne hierbei mit einem kleinen Zusatzgewicht. Um dieses Training richtig auszuführen, solltest Du Dich anfangs vor einen Spiegel stellen. Somit kannst Du gut beobachten, ob Du die Übung korrekt ausführst. Nach kurzer Zeit hast Du die Bewegungsabläufe verinnerlicht und kannst Dich nach Belieben austoben und kommst einer guten Figur immer näher.

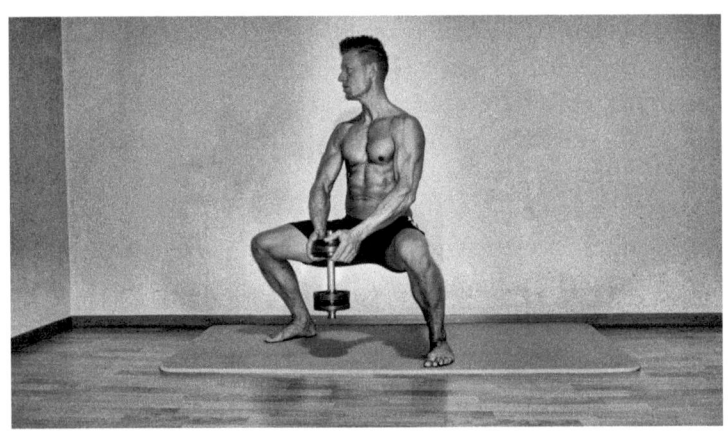

2.1.4 Der Ausfallschritt

Trainieren soll Spaß machen. Empfindest Du dabei Freude, wirst Du es auch oft praktizieren. Dies geschieht unter anderem durch Abwechslung. Daher präsentiere ich Dir auch sofort die nächste Übung. Neben dem Beinstrecker und dem großen Gesäßmuskel besteht Dein „Unterbau" noch aus dem Beinbeuger (biceps femoris). Er befindet sich an der Beinrückseite. Er ist der Gegenspieler zu Deinem Beinstrecker (quadriceps femoris). Um diesen Muskel zu trainieren eignet sich der Ausfallschritt sehr gut. Auch Dein Hinterteil und die vorderen Schenkel werden bei dieser Übung sehr gut beansprucht. Deine Wadenmuskulatur darf hierbei auch mitarbeiten. Dieses Workout kannst Du zum Beispiel absolvieren, während Deine Lieblingsmusik aus dem Radio tönt. Du hast auch die Möglichkeit, diese Übung mit dem Wandsitzen oder den Kniebeugen zu kombinieren. Ich persönlich finde es immer sehr sinnvoll, die Zeit zu nutzen, wenn meine Nahrungsmittel im Ofen garen. So kann ich im Vorfeld schon die Kalorien verbrennen, die ich anschließend wieder in mich hineinfuttere.

Die Grundhaltung vom Ausfallschritt ist verblüffend einfach. Stelle Dich aufrecht hin und mache einen Schritt nach vorne. Mit welchem Fuß Du beginnst, spielt hier keine Rolle, da nachher ja der Wechsel erfolgt. So werden beide Beine gleichermaßen bedient. Die Arme verschränkst Du wieder vor der Brust. Während Du Deinen Oberkörper aufrecht belässt, bewegt sich das hintere Knie nach unten. Achte dabei auf Dein Gleichgewicht. Kurz bevor Dein Knie den Boden erreicht, drückst Du Dich durch Deine Muskelkraft wieder nach oben. Versuche so viele Wiederholungen zu machen, wie es Dir möglich ist. Anschließend wechselst Du die Fußstellung und Dein anderes Bein darf sich austoben. Wundere Dich nicht, wenn Dich in den folgenden Tagen der Muskelkater heimsucht, denn diese Übung ist äußerst effektiv.

Für Anfänger, die noch nicht über genügend Beinmuskulatur verfügen, schlage ich die etwas vereinfachte Variante vor. Praktiziere diese Übung zwischen zwei Stühlen. Hier kannst Du beim Hochdrücken Deine Arme zur Unterstützung hinzunehmen. So kannst Du auch das Gleichgewicht besser halten. Natürlich funktioniert das auch mit Teleskopstöcken. Solltest Du jedoch (noch) keine besitzen, kannst Du Dir mit einfachsten Mitteln aushelfen. Auch beim Ausfallschritt merkst Du rasch, dass Du mit zunehmenden Training immer besser wirst und sich dadurch die Wiederholungszahl steigert. Neben der gesamten Beingruppe wird auch Deine Rumpfmuskulatur beansprucht. Sie sorgt dafür, dass Du das Gleichgewicht halten kannst. Dieses Training fördert die Kraftausdauer. Durch das Aktivieren vieler Muskelgruppen benötigt Dein Organismus viel Energie. Dass sich dieses Workout positiv auf die Fettverbrennung auswirkt, beantwortet sich von selbst.

Du kannst diese Übung natürlich auch mit Deinem Partner oder Freundin/Freund ausüben. Durch das Reichen einer Hand gibst Du Hilfestellung, um das Gleichgewicht zu halten und das gemeinsame Training macht doppelt Spaß. Auch der folgende Muskelkater lässt sich zu zweit leichter ertragen.

Wenn Du schon trainiert bist, empfehle ich Dir die schwierige Variante. Hierbei befinden sich Deine Arme nicht vor der Brust, sondern neben Deinem Körper. Nehme in jede Hand ein Gewicht und genieße dieses Workout. Nun musst Du neben Deinem Eigengewicht auch noch die Zusätze in Deiner Hand mit nach oben drücken. Hier kommt auch ein trainierter Athlet schnell an seine Grenzen. Versuche dieses Training mehrmals pro Woche für ein paar Minuten unterzubringen und Du kommst Deinem Erfolg schnell näher.

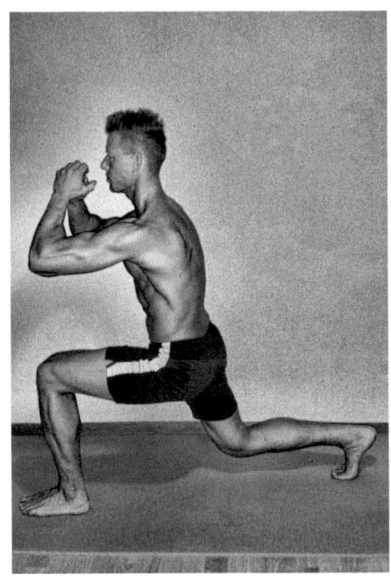

2.2 Das Wadentraining

Bei den Waden handelt es sich um eine Muskelgruppe. Im Vergleich zu den Oberschenkeln wirken sie deutlich kleiner. Die Wade besteht aus mehreren einzelnen Muskeln. Das kannst Du gut erkennen, wenn Du Dir den Menschen in einem Medizinbuch mal etwas genauer ansiehst. Die Wadenmuskulatur ist für die Beugung des Fußes zuständig. Ohne sie könntest Du nicht Laufen oder Springen. Beim Radfahren ist dieser Körperteil auch ständig gefordert. Obwohl es sich um eine relativ kleine Muskulatur handelt, ist diese sehr stark. Sie nehmen die Kräfte auf, die beim Springen entstehen, und schützen so Deine Gelenke. Neben den Unterarmen sind die Waden die Körperteile, die wir der Öffentlichkeit am häufigsten präsentieren. Dies gilt besonders für den Sommer, wenn wir kurze Kleidung tragen. Diese Muskulatur begleitet Dich auf Schritt und Tritt und ihre Leistung ist enorm. Daher solltest Du Deinen Waden ein bisschen mehr Aufmerksamkeit schenken und sie ordentlich trainieren. Damit dieses Training auch Früchte trägt, habe ich Dir ein paar Übungen zusammengestellt. Diese kannst Du zu Hause durchführen und gut in den Alltag integrieren. Für das Training empfehle ich Dir bequeme Turnschuhe mit einer rutschfesten Sohle.

2.2.1 Wadendrücken (statisch)

Beim Radfahren werden die Waden dynamisch trainiert. Mit jedem Tritt auf das Pedal erfolgt eine Belastung und die anschließende Entspannung der Muskulatur. Für zu Hause schlage ich Dir das statische Wadendrücken vor. Diese Übung beansprucht die Muskulatur durchgehend ohne Ruhepause. Diesen Reiz kennst Du bereits vom Wandsitzen. Dort waren Deine Beine auch pausenlos im Einsatz. Das Wadendrücken trainiert die Kraftausdauer.

Um die Grundstellung einzunehmen, stellst Du Dich mit dem Rücken zur Wand. Dabei soll dieser flach aufliegen. Deine Füße stehen richtig, wenn der Abstand zwischen Verse und Wand ungefähr 1-2 cm beträgt. Deine Fußspitzen zeigen nach vorne. Jetzt kann der Spaß beginnen. Stelle Dich auf Deine Zehenspitzen und verharre einige Zeit in dieser Stellung. Nach ein paar Minuten wirst Du feststellen, wie es förmlich in Deinen Waden brennt. Danach gönnst Du Dir und Deiner Muskulatur eine kurze Pause. Setze Dich auf den Boden, strecke die Beine aus, umfasse Deine Zehenspitzen und ziehe diese in Richtung Brust. So kannst Du Deine Waden hervorragend entspannen, beziehungsweise dehnen. Versuche mehrere Sätze hintereinander zu absolvieren.

Du kannst diese Übung verändern, indem Du beim Wadendrücken die Zehenspitzen entweder 45 Grad nach innen oder nach außen stellst. Durch diese Variation kannst Du sämtliche Muskeln der Waden gut beanspruchen. Dieses Workout kannst Du jederzeit anwenden und das funktioniert sogar in alltäglichen Situationen. Stell Dich auf die Zehenspitzen und versuche dabei mal zu telefonieren. Nach kürzester Zeit wird Deine Unterhaltung zur sportlichen Herausforderung.

2.2.2. Wadendrücken (dynamisch)

Natürlich funktioniert das Wadendrücken auch dynamisch. Dabei wird die Muskulatur einer Anspannung und einer anschließenden Entspannung unterzogen. Dieses Prozedere kennst Du bereits auch schon vom Beintraining. Beim Ausfallschritt und den Kniebeugen befinden sich Deine Muskeln unter Anspannung, wenn Du Dich aufrichtest. Im Stehen hingegen bist Du relativ entspannt.

Nimm nun die Grundstellung ein. Strecke Deine Arme aus und schaue in Richtung Wand. Hier soll die Wand auch wieder als Stütze dienen, indem Du Deine Handflächen auflegst. Versuche dabei möglichst aufrecht zu stehen. Dann kannst Du mit dem Training beginnen. Drücke Dich mit Hilfe Deiner Wadenmuskulatur nach oben, bis Du auf den Zehenspitzen stehst, und senke Deine Füße wieder ab. Absolviere so viele Wiederholungen, bis Deine Belastungsgrenze erreicht ist. Danach empfehle ich Dir eine kurze Pause und eine Dehnung der Muskulatur. Diese Dehnung kennst Du bereits. Wie beim statischen Wadendrücken kannst Du auch hier wieder mit der Fußstellung variieren.

Sollte Dir diese Übung nach einiger Zeit zu einfach erscheinen, kannst Du diese erschweren. Stehe dabei nur auf einem Fuß und absolviere Dein Training. Achte dabei aber auf einen sicheren Stand und halte das Gleichgewicht. Um meine Muskulatur ordentlich zu beanspruchen und dennoch keine Zeit zu vergeuden, lege ich einmal pro Woche einen „Wadentag" ein. Hierfür habe ich gut sichtbar kleine Zettel in jedem Zimmer angebracht, die mir als Gedächtnisstütze dienen. An diesem Tag versuche ich nur noch auf Zehenspitzen durch die Wohnung zu laufen. Probiere es einfach selbst mal aus und

Du wirst feststellen, wie effektiv sich das auf Deine Unterbeine auswirkt.

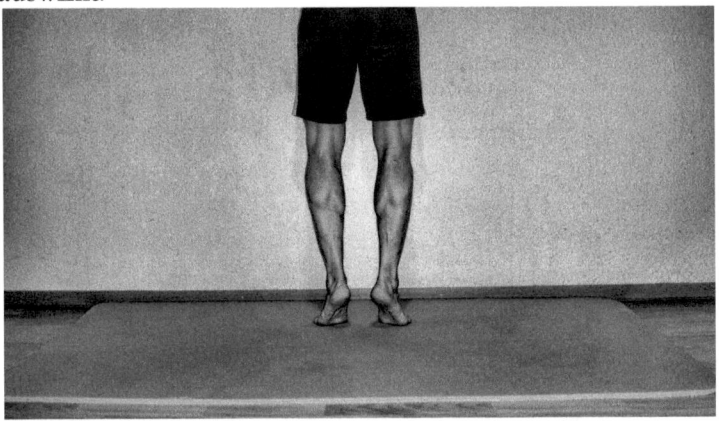

2.3 Bauchtraining

Ist Dir schon einmal etwas aufgefallen, wenn Du z.B. eine Zeitschrift aufschlägst oder den Fernseher einschaltest? Kein Körperteil wird so umworben wie der Bauch. Dabei wünschen sich Frauen meist einen flachen Bauch, Männer ein Sixpack. Das liegt zum einen an unserer Kultur, zum anderen werden wir durch die Werbung darauf gepolt. Die Bademode wird ausschließlich von Frauen mit einem perfekten Bauch präsentiert. Das Sixpack wird mit Stärke und Männlichkeit in Verbindung gebracht. Aber wie funktioniert das mit dem Waschbrettbauch? Wo liegt das Geheimnis? Auch hier ist die Antwort einfach. Jeder Mensch, egal ob Mann oder Frau, besitzt ein Sixpack. Wir bekommen es von der Natur verpasst und sein typisches Aussehen liegt an der Anordnung der Muskulatur. Es ist dafür verantwortlich, dass unser Organismus gestützt wird. Jedoch ist dieser „Sechser" nur sichtbar, wenn Dein Körperfettanteil um die 15 Prozent oder weniger beträgt. Dies erreichst Du durch eine entsprechende Ernährung, Ausdauersport und das Krafttraining. Damit Du Deine Bauchmuskeln gezielt trainieren kannst, möchte ich Dir gerne ein paar Übungen beschreiben, die Dich Deinem Erfolg näherbringen. Allerdings möchte ich Dich sofort darauf hinweisen, dass dies nicht von heute auf morgen funktioniert. Vergiss bitte sämtliche Illusionen, die Dir in der Werbung versprochen werden. Für einen gut trainierten Bauch musst Du wirklich was machen. Ich werde Dir in diesem Kapitel ein Training für den unteren, oberen und seitlichen Bauch vorstellen. Dabei wird es sich um statische und dynamische Übungen handeln, denn die Bauchmuskeln sprechen gut auf verschiedene Reize an. Auch hier beziehe ich mich auf meine eigenen Erfahrungen. Sicherlich gibt es neben den beschriebenen Workouts noch viele andere Variationen, um sich in Form zu bringen. Ich erachte es aber als sinnvoll nur die Übungen aufzuzeigen, die ich selber auch praktiziere und die mir Erfolg gebracht haben. Jedes Workout besitzt einen eigenen Charakter. Um Dir bei der Auswahl der Übungen behilflich zu sein, habe ich eine persönliche Einschätzung der Schwierigkeitsgrade vorgenommen.

2.3.1 Beinheben im Liegen

(Schwierigkeitsgrad: leicht bis mittel)
Beginnen werde ich mit dem Beinheben im Liegen. Dabei handelt es sich um ein Training, welches vor allem die untere Bauchmuskulatur beansprucht. Es war die erste Übung, die ich in mein Programm aufnahm, da ich diese ohne Hilfsmittel zu Hause praktizieren konnte. Zudem finde ich diese körperliche Aktivität äußerst effektiv. Durch den geringen Schwierigkeitsgrad ist sie prima für Anfänger geeignet. Durch eine kleine Variation können aber auch fortgeschrittene Athleten auf ihre Kosten kommen. Dieses Workout kannst Du statisch, aber auch dynamisch ausleben.

Lege Dich mit dem Rücken auf den Boden. Deine Arme liegen dabei entspannt neben dem Körper. Hebe nun die gestreckten Beine 10 bis 20 Zentimeter nach oben in Richtung Decke. Achte darauf, dass Du kein Hohlkreuz machst und Dein Rücken komplett auf dem Boden liegt. Eine Isomatte, wie Du sie vom Camping kennst, sorgt hier für ein angenehmeres Gefühl. Spanne Deine Bauchmuskeln an und halte diese Position. Du wirst bemerken, wie Deine Bauchdecke dabei arbeitet. Danach gönnst Du Dir eine Ruhepause, indem Du entspannt auf dem Rücken liegst. Nach wenigen Minuten kannst Du diese Übung wiederholen. Versuche dabei ruhig zu atmen und mehrere Sätze zu absolvieren.

Um dieses Workout dynamisch zu gestalten, nimmst Du die gleiche Grundposition ein. Hebe nun Deine gestreckten Beine nach oben und senke diese langsam wieder ab. Am untersten Punkt sollten diese nicht den Boden berühren. Achte auch hier wieder auf die korrekte Ausführung. Dein Rücken soll gerade sein und ganz flächig aufliegen. Arme und Nackenmuskulatur bleiben vollständig entspannt. Das Anheben der Beine soll dabei ruhig und harmonisch verlaufen. Vermeide ruckartige Bewegungen, um Deinen Rücken und die Wirbelsäule nicht zu belasten. Absolviere auch hier so viele Wiederholungen, wie Dir möglich sind. Auch hier empfehle ich Dir mehrere Sätze. Um dieses Training zu erschweren, kannst Du Dir ein Gewicht zwischen die Füße klemmen. Hierfür kannst Du beispielsweise zu einer gefüllten Plastikflasche greifen. Durch die Hebelwirkung Deiner Beine wird die Zusatzbelastung Deine Muskulatur enorm fordern.

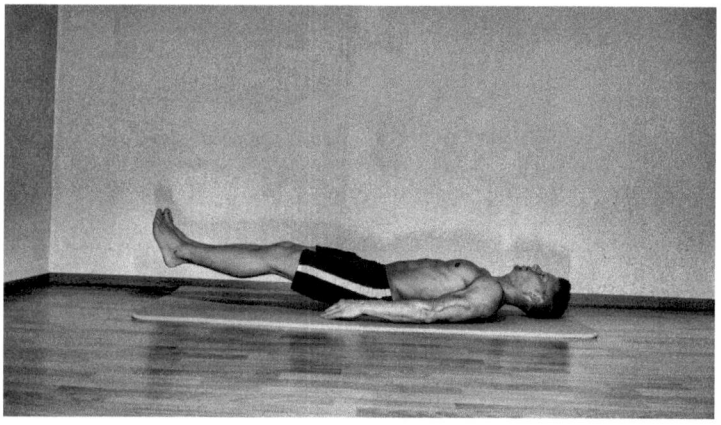

2.3.2 Unterarmstütz

(Schwierigkeitsgrad: mittel bis schwer)
Nun möchte ich Dir den Unterarmstütz vorstellen. Diese Übung ist auch unter dem Namen „Planking" bekannt. Bei korrekter Ausführung wird hier die gesamte Bauchmuskulatur trainiert. Dabei handelt es sich um eine statische Übung. Untere, obere und seitliche Muskeln sind gleichzeitig im Einsatz und einer Dauerbelastung ausgesetzt. Wie bei allen Übungen, solltest Du hier auf eine perfekte Durchführung achten, damit Dein Rücken keine Verletzung davonträgt.

Um in die richtige Position zu gelangen gehe folgendermaßen vor. Knie Dich auf den Boden und stütze Dich mit den Unterarmen ab. Ober- und Unterarm bilden hierbei einen 90 Grad Winkel. Deine Arme befinden sich eng neben Deinem Oberkörper. Strecke Deine Beine aus, so dass nur die Zehenspitzen Kontakt zum Boden besitzen. Während Du Deinen Blick nach unten richtest, sollte Dein Körper von Kopf bis Fuß eine gerade Position einnehmen. Ein Hohlkreuz darf dabei nicht entstehen. Nun befinden sich Kopf, Oberkörper und Beine in der Luft. Versuche diese Stellung so lange zu halten, wie es Dir möglich ist. Dabei kannst Du feststellen, dass neben der Bauchmuskulatur auch andere Muskelgruppen gefordert werden. Als Anfänger wirst Du erfahrungsgemäß schnell Deine Belastungsgrenze erreichen. Das ist völlig normal, da es sich nicht um eine natürliche, alltägliche Position handelt. Durch entsprechenden Ehrgeiz und Training ist es aber möglich, diese Stellung mehrere Minuten zu halten. Hier empfehle ich Dir, es am Anfang nicht zu übertreiben. Dein Körper und Deine Muskulatur muss sich erst an diese neue Herausforderung gewöhnen. Der Vorteil liegt darin, dass Du für dieses Workout keine Hilfsmittel benötigst. Des Weiteren kannst Du mit dieser Übung in kürzester Zeit viele Muskelgruppen gleichzeitig trainieren.

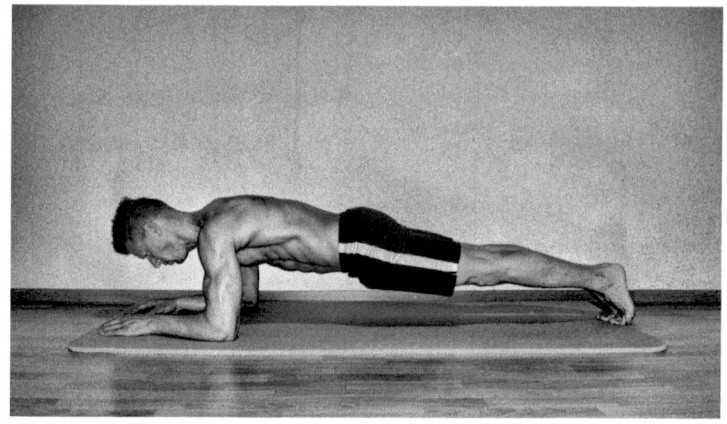

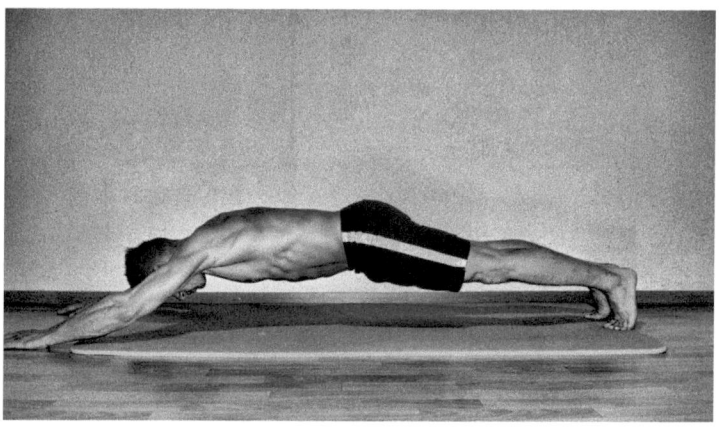

Für die Fortgeschrittenen, denen der normale Unterarm-stütz zu einfach erscheint, möchte ich noch eine Variation aufzeigen. Begebe Dich in die Ausgangsposition und strecke Deine Arme nach vorne aus. Der Unterschied besteht darin, dass diese wie Deine Beine vom Oberkörper weg zeigen. Jetzt berühren nur Deine Handflächen und die Zehenspitzen den Boden. Dein gesamter Körper befindet sich nun in einer Schwebeposition. Achte hierbei auf einen geraden, durchge-streckten Rücken. Neben der Bauchmuskulatur werden hier die Schultern erheblich gefordert. Um dieses Workout or-dentlich zu absolvieren, benötigst Du aber schon etwas Übung. Achte bitte bei allen Variationen auf eine korrekte Ausführung.

2.3.3 Beinheben auf dem Stuhl

(Schwierigkeitsgrad: leicht)

Um diese Übung vorzustellen, möchte ich gerne ein biss-chen weiter ausholen. Nach einem harten Bein- oder Armtrai-ning benötigt mein Körper meist ein oder zwei Tage Pause. Verständlich, denn die Muskulatur muss sich erholen und will ja wachsen. Ganz anders sieht es beim Bauchtraining aus. Selbst wenn ich diese „Zone" extrem belastet habe, verspüre ich am nächsten Tag nur in ganz seltenen Fällen einen Mus-kelkater. Das liegt vermutlich daran, weil ich dieses Training schon über 20 Jahre mit Freude auslebe. Folglich widme ich mich jeden Tag dieser Übung und versuche neue persönliche Rekorde zu erreichen. Darüber hast Du schon im Kapitel „Sixpack oder Wampe" gelesen. Während das Kaffeewasser kocht, versuche ich vor Arbeitsbeginn schon Tausend dieser „Crunches" zu bewältigen. Hierbei handelt es sich um ein leichtes, dynamisches Training. Das Beinheben auf dem Stuhl fördert die Kraftausdauer. Auch ein ungeübter Mensch kann hier viele Wiederholungen schaffen.

Um hier starten zu können, benötigst Du lediglich einen Stuhl, der erfahrungsgemäß in jeder Wohnung vorhanden ist. Setze Dich nun aufrecht hin. Die Füße stehen ganz normal in einem 90 Grad Winkel auf dem Boden. Achte darauf, dass Dein Rücken wieder eine gerade Position einnimmt.

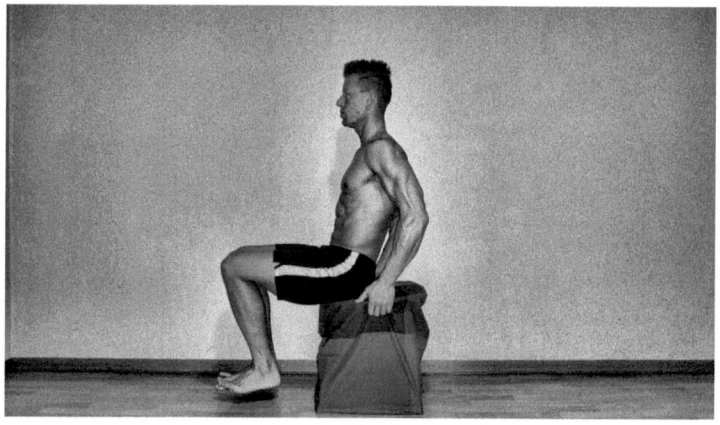

Halte Dich mit Deinen Händen an der Sitzfläche des Stuhles in Höhe des Gesäßes fest. Nun ziehe Deine Knie nach oben in Richtung Brust und senke diese wieder ab. Damit hast Du schon die erste Wiederholung geschafft.

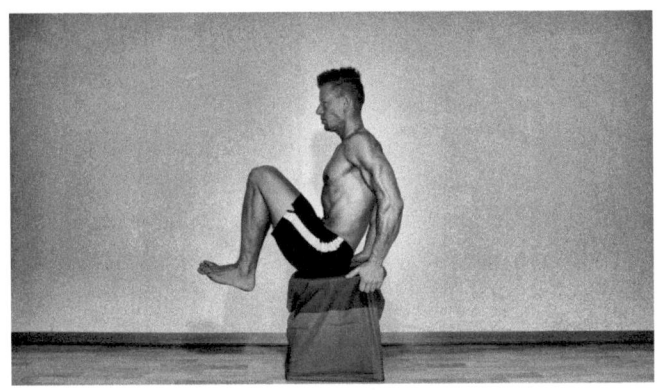

Beim Absenken der Beine solltest Du nicht den Boden berühren und Deine Muskulatur stets auf Spannung halten. Du wirst feststellen, dass hier eine große Anzahl von Wiederholungen möglich sind. Durch die abgewinkelten Beine ist die Hebelwirkung auf die Muskulatur der Bauchdecke verhältnismäßig klein. Absolviere so viele Wiederholungen, bis Deine Muskeln den Dienst verweigern. Genieße dieses Workout mehrmals am Tag. Hierbei aktivierst Du nicht nur Deine Muskulatur, sondern verbrennst auch Kalorien.

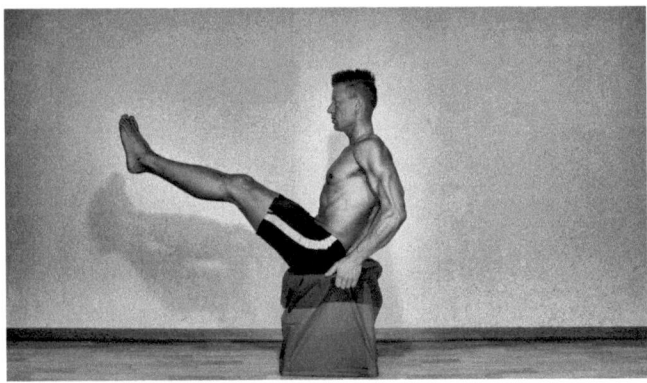

2.3.4 Rumpfdrehen im Sitzen

(Schwierigkeitsgrad: leicht bis mittel)
Um das seitliche Heben im Sitzen auszuüben, benötigst Du ein Hilfsmittel. Keine Panik, es handelt sich lediglich um ein kleines Gewicht, welches Du mit beiden Händen gut festhalten kannst. Wie schwer dieser Gegenstand ist, spielt nicht die entscheidende Rolle. Ich empfehle Dir eine herkömmliche gefüllte 1,5 Liter Wasserflasche. Vorteilhaft ist hierbei die Version aus Kunststoff, da diese beim Herunterfallen nicht wie eine Glasflasche zerbricht. Was Du in diese hineinfüllst ist, Dir selbst überlassen. Bitte beachte aber, dass zuckerhaltiges Getränke wie Cola oder Limonade sich negativ auf deinen Kalorienhaushalt auswirken. Daher empfehle ich Wasser. Dieses Workout beansprucht einen Großteil Deiner Bauchdecke und trainiert äußerst gut die seitlichen Bauchmuskeln. Hier geht es dem wabbeligen Material um die Hüften an den Kragen.

Setze Dich dabei auf den Boden und winkle die Beine leicht an. Dein Oberkörper bleibt aufrecht, achte dabei auf eine gerade Stellung Deines Rückens. Nun hebe die Beine leicht an und halte diese Position. Du kannst auch Deine Beine übereinander verschränken beziehungsweise kreuzen. So fällt es Dir unter Umständen leichter, das Gleichgewicht bei dieser Übung zu halten. Nun kommt die Wasserflasche zu Einsatz, welche hoffentlich mit Wasser gefüllt ist. Nehme sie in beide Hände und halte sie mit leicht angewinkelten Armen vor Deiner Brust. Nun drehe Dich mit dem Oberkörper nach links und setze die Flasche bis kurz vor dem Boden ab. Sofort folgt das gleiche Prozedere zur rechten Seite. Deine Beine sollen dabei immer nach vorne zeigen und sich stets knapp über dem Boden befinden. Mit zunehmender Wiederholungszahl wirst Du Deine Muskulatur immer mehr belasten. Das spürst Du sehr schnell. Halte dabei so lange durch, bis Dir keine Drehung mehr möglich ist. Lege Dich danach auf den Rücken und entspanne Deine Bauchmuskeln. Bei diesem Workout empfehle ich Dir mehrere Durchgänge. Auch diese Übung lässt sich hervorragend zu Hause in Deinem Alltag unterbringen. Anstatt sich über die Werbung im Fernsehen zu ärgern, solltest Du diese Zeit lieber für eine Bauchparade nutzen. Bei einem Spielfilm, den die privaten Sender ausstrahlen, kommen hier etliche kleine Trainingseinheiten zusammen.

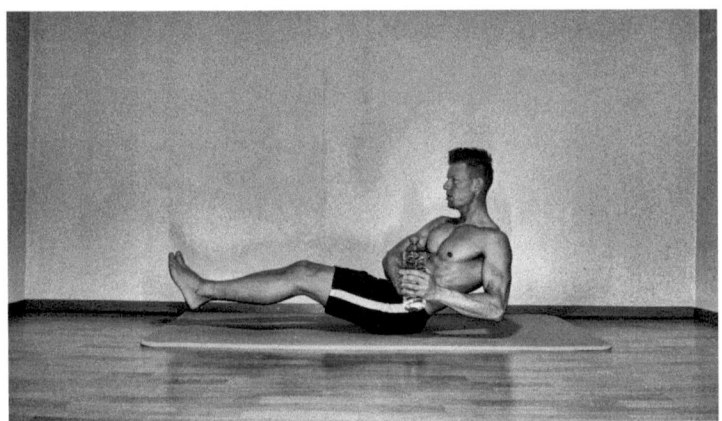

2.3.5 Der Scherenschlag

(Schwierigkeitsgrad: leicht bis mittel)
Um Dich Deinem Ziel, einem flachen Bauch oder dem Sixpack näherzubringen, stelle ich Dich sofort vor die nächste Herausforderung. Herzlich Willkommen beim Scherenschlag.

Hier handelt es sich um eine Übung, die die gesamte Bauchmuskulatur auf Spannung hält und gleichzeitig die obere Beinmuskulatur mit in Anspruch nimmt. Außer ein wenig Motivation und Ehrgeiz benötigst Du hier keine weiteren Hilfsmittel.

Um dieses Workout kennenzulernen, darfst Du Dich wieder auf den Boden der Tatsachen begeben. Setze Dich hierfür hin und strecke beide Beine aus. Dann neigst Du den Oberkörper nach hinten und stützt Dich mit den Unterarmen auf dem Boden ab. Die Handflächen zeigen nach unten. Dein Rücken soll dabei auch wieder eine entspannte und gerade Position einnehmen. Nun hoffe ich, dass Du eine entspannte Lage gefunden hast, denn jetzt geht es los. Hebe beide Beine nach oben in Richtung Zimmerdecke. Der Abstand Deiner Fersen zum Boden soll hier ungefähr eine Fußlänge betragen. Lasse dabei Deine Laufwerkzeuge ausgestreckt. Was jetzt folgt, ist nicht schwer zu erraten. Schlage ein Bein über das andere, abwechselnd das linke, dann das rechte Bein. Während dieser Übung solltest Du ruhig atmen und immer wieder kontrollieren, dass sich Dein Rücken in einer entspannten, geraden Position befindet. Dass der Scherenschlag nicht nur an Deinen Bauchmuskeln zerrt, sondern auch die Beinstrecker in die Knie zwingt, wirst Du ziemlich schnell feststellen. Hier solltest Du auch so viele Wiederholungen praktizieren, bis Deine Muskulatur müde ist. Nach der Anspannung folgt wieder die Entspannung. Dazu kannst Du Dich flach auf den Rücken legen oder aufstehen, um Deine Muskulatur zu lockern. Hier empfehle ich Dir auch mehrere Sätze. Diese dynamische Übung kannst Du noch ein wenig verschärfen, indem Du schwere Winterstiefel trägst. Hier reicht schon ein kleines Gewicht aus. Durch die große Hebelwirkung Deiner Beine werden es Dir Deine Bauchmuskeln danken. Dieses

Workout kann innerhalb von ein paar Minuten erledigt werden und eignet sich prima für den „Snack" zwischendurch.

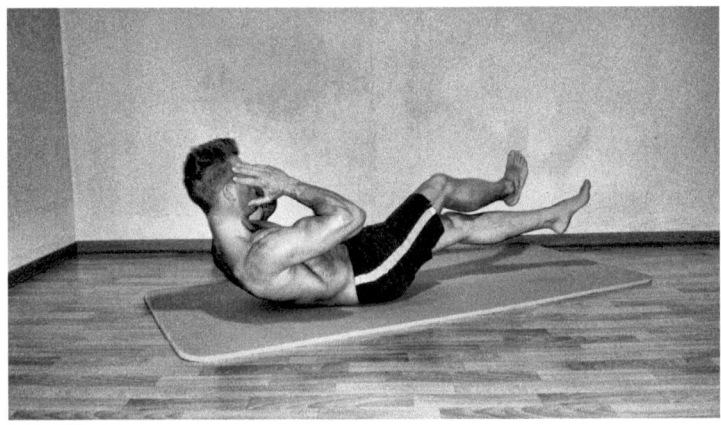

2.3.6 Das Luftfahrrad

(Schwierigkeitsgrad: leicht bis mittel)

Damit es Dir Beim Trainieren nicht langweilig wird, biete ich Dir nun das nächste Workout an. Es hat auf den ersten Blick Gemeinsamkeiten mit dem Scherenschlag. Da dies nur den Anschein hat und es sich hier um eine ganz andere Belastung der Muskulatur handelt, darfst Du diese sofort ausprobieren.

Nimm die Grundstellung ein, die Dir von der vorausgegangenen Übung bereits bekannt ist. Strecke nun das linke Bein aus, während Du das rechte Knie in Richtung Brust ziehst. Ohne Pause folgt der Wechsel. Strecke das rechte Bein aus und ziehe das linke Knie zu Dir. Der Bewegungsablauf Deiner Beine erinnert dabei an das Radfahren. Durch das permanente Anziehen und Ausstrecken der Beine sorgst Du dafür, dass nicht nur der mittlere Bauch, sondern auch die seitlichen Muskeln bedient werden. Auch hier habe ich eine Variation parat, um das Training ein wenig zu erschweren.

Anstatt Dich mit den Unterarmen auf dem Boden abzustützen, nimmst Du Deine Hände hinter den Kopf. So wird Deine Bauchdecke noch mehr gespannt. Um dem ganzen noch eine Krone aufzusetzen, kannst Du beim Anziehen des rechten Knies den linken Ellenbogen in dessen Richtung bewegen. Anschließend führst Du Deinen rechten Ellenbogen zum linken Knie. Deine Rumpfmuskulatur macht dabei eine drehende Bewegung in Richtung der Beine. Hierzu rate ich Dir aber eine etwas dickere Unterlage (Isomatte, Turnmatte) zu verwenden, da sich die Auflage Deines gesamten Körpergewichts auf einen Punkt konzentriert. Atme ruhig und versuche mehrere Sätze zu absolvieren. Wenn Du den gesamten Bauch, sowie die seitlichen Muskeln auf einmal trainieren möchtest, bist Du mit dieser Übung gut bedient.

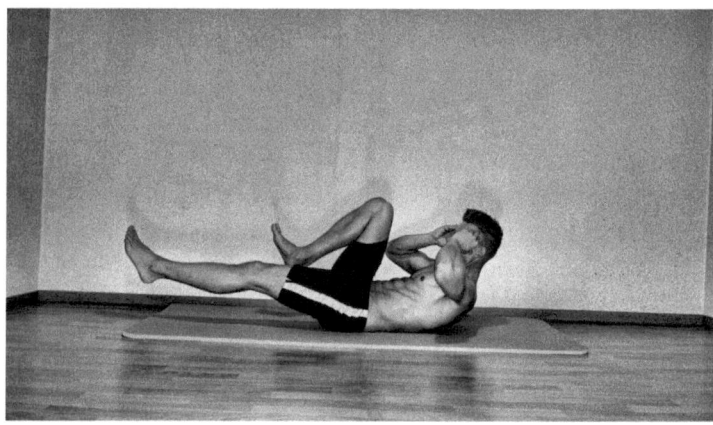

2.3.7 Der Seitstütz

(Schwierigkeitsgrad: mittel)
Um die seitlichen Bauchmuskeln, also die Hüften zu trainieren, eignet sich der Seitstütz sehr gut. Diese statische Übung beansprucht explizit diesen Muskelbereich. Dieses Workout kommt ohne Hilfsmittel aus. Sollte Dir jedoch der Boden zu hart sein, kannst Du zu einer Turnmatte greifen.

Lege Dich seitlich auf den Boden. Positioniere Deinen unteren Arm so, dass er vom Körper absteht und ein Verlängerung der Schulter darstellt. Stütze Dich dabei auf Deinen Unterarm. Zwischen Unter- und Oberarm, sowie Arm und Oberkörper soll hierbei ein 90 Grad Winkel entstehen. Nun drücke Dein Becken nach oben. Du liegst jetzt seitlich in der Luft, gestützt auf einem Fuß und einem Ellenbogen. Beine, Rumpf und Kopf sollen dabei in einer geraden Linie stehen. Deinen anderen Arm kannst Du dabei entspannt in der Hüfte ablegen. Du wirst schnell spüren, welche Muskeln hier beansprucht werden. Die seitlichen Bauchmuskeln, die dem Boden zugewandt sind, verrichten nun die Arbeit. Halte diese Position, so lange es Dir möglich erscheint.

Anschließend wechselst Du auf die andere Seite und genießt Dein Workout. Wichtig ist, dass Du diese Übung mit Körperspannung durchführst. Achte auf eine durchgehende gerade Position von Beine, Rücken und Kopf. Du solltest auf keinen Fall daliegen, wie in einer Hängematte. Da dieses Training nur kurze Zeit in Anspruch nimmt, kannst Du es ohne Mühe in Deinen Alltag integrieren. Versuche auch hier mehrere Sätze zu absolvieren.

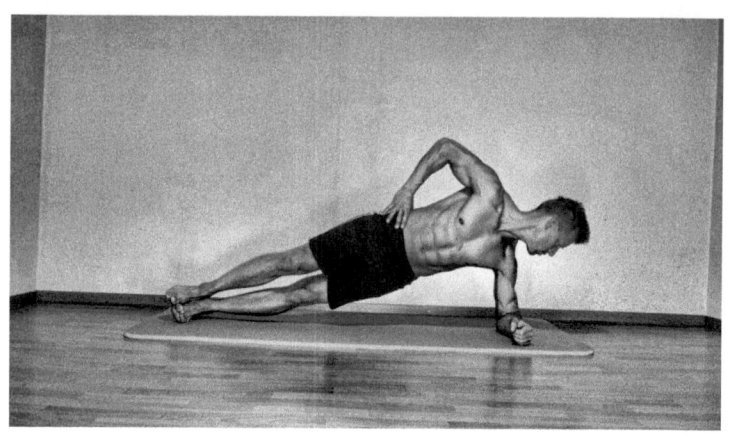

2.3.8 Beinheben im Hängen

(Schwierigkeitsgrad: mittel bis schwer)

Das Beinheben im Hängen ist eine vielseitige Übung. Neben der Bauchmuskulatur werden auch Arm- und Handkraft trainiert. Allerdings benötigst Du für dieses Workout ein Hilfsmittel. Hierfür empfehle ich Dir eine sogenannte Klimmzugstange. Diese wird zwischen den Türrahmen geklemmt. Die Befestigung dauert nur wenige Minuten und kann leicht durchgeführt werden. Für kleines Geld kannst Du diese in einem Geschäft für Sportartikel käuflich erwerben. Dieses Hilfsmittel kannst Du auch für andere Übungen verwenden. Bei entsprechender Pflege hast Du an diesem Sportgerät mehrere Jahre lang Freude. Das Trainieren an der Klimmzugstange bringt zudem etwas Abwechslung, da sich die meisten Bauchübungen am Boden abspielen. Im Sommer kannst Du diese

Übung natürlich auch im Freien ausüben. Es ist immer häufiger zu beobachten, dass Parkanlagen mit verschiedenen Turngeräten versehen sind. Diese kannst Du mit dem Fahrrad erreichen oder den Weg dorthin mit einem kleinen Lauf verbinden. So absolvierst Du zugleich ein kleines Ausdauertraining. Wenn Du einen Rucksack mitnimmst, kannst Du auf dem Heimweg noch Deine gesunden Lebensmittel besorgen. So verbrennst Du Kalorien, sparst Zeit und Spritkosten und genießt ein schönes Workout.

Nun aber zurück zum Bauchtraining. Nehme die Grundposition ein. Hänge dich an die Klimmzugstange und lasse die Arme gestreckt. Deine Beine hängen dabei entspannt nach unten. Ziehe Deine Knie nach oben in Richtung Brust.

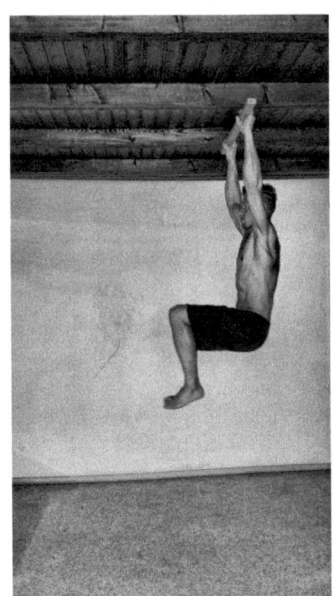

Versuche auszuatmen, während sich Deine Beine in der Aufwärtsbewegung befinden. Danach folgt die Entspannung. Senke Deine Beine wieder in die Ausgangsposition und atme dabei ein. Diese Übung wird Dich fordern. Neben dem Beanspruchen der Bauchmuskulatur benötigst Du noch Kraft, um sicher an der Stange zu hängen. Hier wird Deinen Unterarmen einiges abverlangt.

Dein persönlicher Trainingszustand bestimmt, wie viele Wiederholungen Du absolvieren kannst. Versuche mehrere Sätze mit kleinen Pausen durchzuführen. Dein Körper wird sich relativ schnell an diese neue Belastung gewöhnen und Du wirst bald Fortschritte verzeichnen können.

Auch bei diesem Workout biete ich Dir wieder eine anspruchsvollere Variation an. Nehme wieder die hängende Grundposition ein. Versuche nun die gestreckten Beine in eine waagrechte Position zu bringen und senke sie wieder.

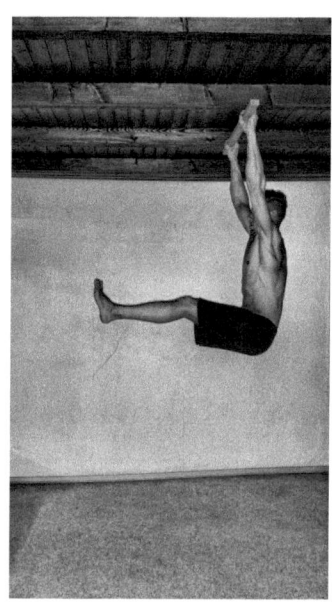

Aufgrund der langen Hebelwirkung wirst Du einen deutlichen Unterschied in puncto Schwierigkeit erfahren. Diese Übung kannst Du noch ausbauen. Indem die gestreckten Beine hochgezogen werden, bis die Zehenspitzen die Griffstange berühren, erreichst Du eine maximale Belastung. Dafür ist jedoch schon ein wenig Training notwendig.

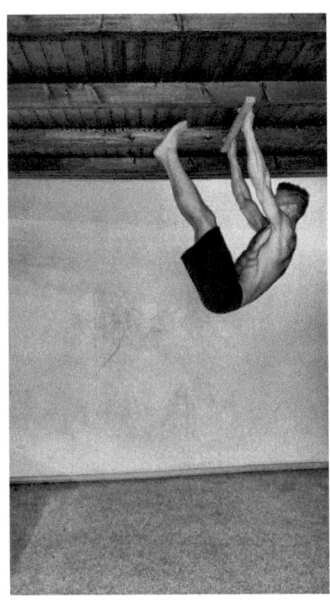

2.3.9 Die Crunches im Liegen

(Schwierigkeitsgrad: leicht bis mittel)
Dieses Training zielt auf die mittlere Bauchmuskulatur ab.
Hilfsmittel benötigst Du zum Ausführen dieser Übung keine.
Eine Turnmatte wäre jedoch vorteilhaft, damit Dein unterer
Rücken während dieses Workouts bequem liegt.

Nehme die Grundposition ein. Hierfür legst Du Dich auf
den Rücken. Deine Beine ziehst Du an, so dass deine Knie
nach oben zeigen. Die Fußsohlen sollen hierbei komplett auf
dem Boden aufliegen. Nun lege Deine Handflächen hinter den
Kopf und Du hast Deine Ausgangsstellung erreicht. Um jetzt
die Bauchmuskeln zu aktivieren richtest Du Deinen Oberkörper in Richtung Deiner Oberschenkel auf. Obwohl der Aktionsradius der Bewegung nicht besonders groß ist, wird sich
Deine Muskulatur bemerkbar machen. Halte für kurze Zeit
den oberen Punkt und gehe mit dem Oberkörper wieder zurück in Richtung Boden. Deine Schultern sollen dabei keinen
Kontakt zur Matte haben. Diese bleiben stets in der Luft. Das
Aufrichten des Oberkörpers übernehmen hier die Bauchmuskeln. Achte besonders darauf, dass Deine Hände entspannt
hinter dem Kopf liegen. Sie dürfen auf keinem Fall mithelfen
oder gar am Nacken mitziehen. Dies würde Deinem Rücken
nicht guttun. Solltest Du Dich dabei selber erwischen, hast Du
die Möglichkeit, die Arme vor der Brust zu verschränken. So
kannst Du sicher sein, dass nur Deine Bauchmuskeln den anstrengenden Teil der Übung übernehmen. Bei korrekter Ausführung wirst Du zügig ein Brennen in der Bauchdecke verspüren. Mache so viele Crunches wie es Dir Deine Muskulatur
erlaubt. Lege Dich danach ausgestreckt auf den Boden und
entspanne Dich. Bei diesem Workout sind auch mehrere Sätze
sinnvoll. Innerhalb kurzer Zeit kannst Du mit dieser Übung

Deine Bauchmuskulatur trainieren und auf das Äußerste reizen. Deshalb eignen sich die Crunches für ein schnelles, explosives Training zwischendurch.

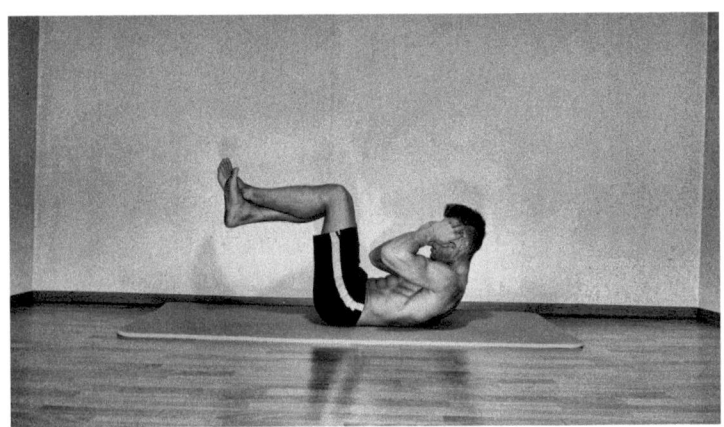

2.3.10 Seitliche Crunches

(Schwierigkeitsgrad: leicht bis mittel)
Einen flachen Bauch wirst Du relativ schnell erreichen können, wenn Dein Trainingsehrgeiz entsprechend hoch ist und Du eine entsprechende Ernährung einhältst. Die vorderen Bauchmuskeln sind relativ leicht zu aktivieren. Hierfür habe ich Dir bereits mehrere Übungen vorgestellt. Die seitliche Partie in Form zu bringen gestaltet sich allerdings ein wenig schwieriger. Hier musst Du realistisch sein und hart daran arbeiten. Das kann ich Dir aus eigener Erfahrung berichten.

Jedoch kannst Du mit einer effektiven Übung hier gute Resultate erreichen. Dazu eignen sich die seitlichen Crunches optimal. Diese Übung zielt vor allem auf Deine „Flanken" ab.

Die Grundstellung ist auch hier wieder einfach. Lege Dich entspannt auf den Rücken. Deine Beine winkelst Du so an, dass Deine Knie in Richtung Decke zeigen. Die Arme liegen entspannt neben Deinem Becken. Jetzt darfst Du mit der Aktivierung Deiner Bauchmuskeln beginnen. Hebe Deinen Oberkörper langsam nach oben und halte diese Position. Führe nun eine leichte Rotation mit dem Oberkörper aus und versuche mit der linken Hand Deine linken Zehenspitzen zu berühren. Anschließend führst Du Deine rechte Hand zu den rechten Zehenspitzen. Dein Oberkörper bleibt während dieses Workouts immer in einer leicht aufgerichteten Position. Du wirst schnell feststellen, dass sich Deine Muskeln bemerkbar machen und den Dienst verweigern wollen. Dies hat folgenden Grund. Durch das Aufrichten des Rumpfes wird Deine vordere Bauchpartie statisch belastet. Schließlich hältst Du permanent diese Stellung. Diese Dauerbelastung kennst Du bereits vom Wandsitzen, wo Deine Muskeln auch pausenlos angespannt sind. Durch die Rotation kommt nun auch noch eine dynamische Bewegung dazu. Folglich wirst Du beim Trainieren Deiner „Flanken" auch die mittleren Muskelstränge mit einbeziehen. Versuche so viele Wiederholungen zu machen, wie es Dir Dein Trainingszustand erlaubt. Danach folgt eine Pause. Strecke Deine Beine aus, lege Dich flach auf den Boden und genieße die Entspannung. Anschließend folgt der nächste Satz. Obwohl Du bei dieser Übung nur eine kleine Bewegung ausführst, wirst Du merken, dass es sich um ein sehr effektives Training handelt. Daher solltest Du dieses Workout mit in Dein Trainingsprogramm aufnehmen und möglichst häufig absolvieren.

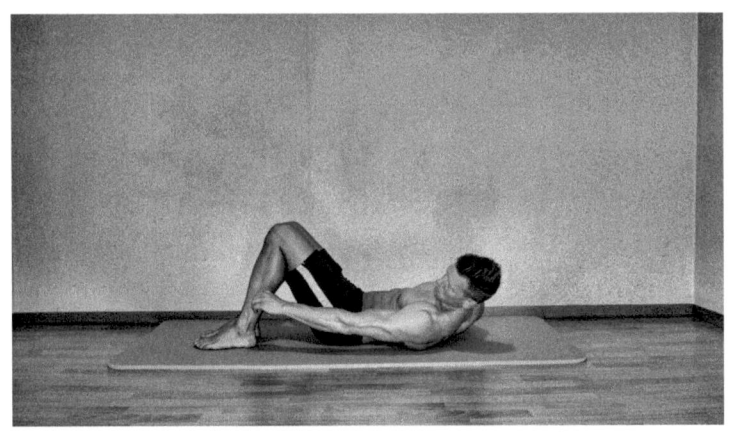

2.4 Unterarmtraining

Die Übungen dafür kannst Du mit einer Fingerhantel schnell und effektiv ausführen und das ist jederzeit machbar. Um Dir dieses günstige Sportgerät ein wenig näher zu bringen, habe ich Dir hier eine Anleitung sowie ein paar Übungen zusammengestellt. Trainierte Unterarme haben mich seit eh und je fasziniert. Vermutlich hängt das auch mit der Ausübung des Klettersports zusammen. Daher fällt dieser „Artikel" auch etwas umfangreicher aus.

Dass nicht jeder Mensch die Vorlieben für ein Unterarmtraining entwickelt, ist verständlich. Dennoch möchte ich Dir gerne beschreiben, was mit dieser kleinen Feder alles möglich ist.

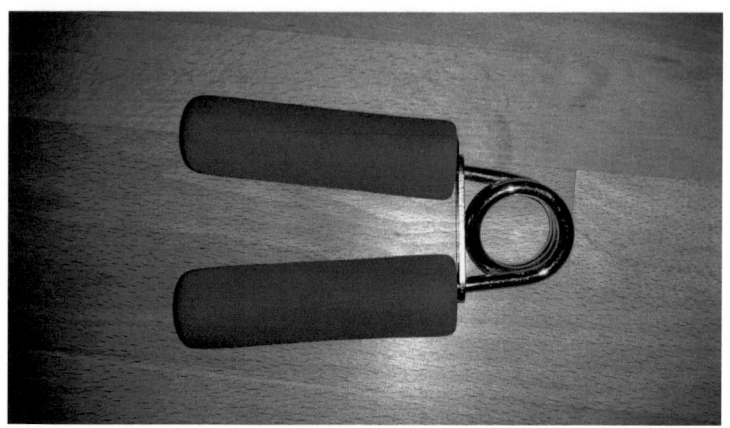

2.4.0 Anleitung zum Gebrauch des Hand-Expanders

Nun, ein Handexpander ist nicht einfach nur eine Feder aus plumpen Federstahl, die sich mit etwas Gewalt zusammendrücken lässt. Ein Handexpander, auch Fingerhantel genannt, ist ein Trainingsgerät, was mit zunehmender Benutzung einen eigenen Charakter entwickelt. In dieser Feder steckt sehr viel Leben und sie hat ihren eigenen Kopf. Das merkt man schon daran, dass sie immer wieder in ihre Ursprungsform zurückgeht. Sie wird sich von Dir auch nichts gefallen lassen und wird Dir stets Kontra geben. Sie hilft Dir beim Entwickeln von kräftigen, prächtigen Unterarmen und schenkt Dir darüber hinaus Muskelkater. Zudem wird die Feder immer eine treue Gefährtin sein und Dir immer wieder deine Grenzen aufzeigen und Dich auf den Boden der Tatsachen zurückbringen. Also schenken wir dieser Stahlfeder etwas Aufmerksamkeit und bringen ihr etwas Respekt entgegen, denn sie wird auch dann noch für das Training bereit sein, während Du schon total erschöpft mit prallen, aufgeblasenen Unterarmen auf der Couch schlummerst. Da sich dieses Gerät von keinem etwas sagen lässt, bin ich zu der Überzeugung gekommen, dass es sich um ein weibliches Trainingsgerät handelt. Das soll natürlich keine Diskriminierung der Frau sein! Daher bevorzuge ich auch „die Fingerhantel" oder „die Feder" und versuche das Wort „der Handexpander" zu umgehen. Es hat mir geholfen mit meinem Trainingsgerät eine Beziehung aufzubauen, so kann man auch schwierige Situationen deutlich besser meistern, z. B. bei Rekordversuchen. Daher empfiehlt es sich, seiner eigenen Feder einen Namen zu geben. Ich habe meine Fingerhantel „Lisa" getauft (ohne jemandem nahezutreten) und wenn ich mal wütend mit Schmerz verzehrtem Gesicht die Federn in die Ecke werfe, weiß ich wenigstens, wen ich anschreien muss.

Nun, wie bereits gesagt, die Fingerhantel ist ein Trainingsgerät, mit dem du Deine Kraft und die Ausdauer in den Unterarmen erheblich steigern kannst, vorausgesetzt, Du verwendest sie häufig. Die Einsatzmöglichkeiten sind nahezu unbegrenzt. Ich nehme „Lisa" sogar mit zum Arbeiten und beim Autofahren ist sie stets eine treue Begleitung. Federdrücken ist nicht einfach nur ein stupides Zusammenquetschen von Federstahl, sondern eine persönliche Lebenseinstellung und im nächsten Abschnitt möchte ich Dir gerne aufzeigen, welche Übungen Du mit Deiner Fingerhantel alles machen kannst und bei welchen Übungen mir „Lisa" schon viel Freude und Leid beschert hat. Dieses Trainingsgerät gibt es in verschiedenen Ausführungen und mit unterschiedlichem Widerstand. Sie sind für ein paar Euro im Sportgeschäft zu bekommen. Als Anfänger solltest Du mit einer einfachen Variation beginnen. Achte beim Kauf auf gummierte Griffe, denn diese liegen besser in der Hand.

2.4.1 Hot Minute (1 Feder)

Nimm eine Feder in die rechte Hand und drücke in 1 Minute, so oft Du kannst. Danach das gleiche nochmals mit der linken Hand. Notiere Deine Wiederholungen. Sicherlich wird Dein Ehrgeiz geweckt und bald wirst Du versuchen Deinen eigenen Rekord zu brechen oder mit Deinen Freunden Wettkämpfe austragen.

2.4.2 Maximum Grip (1 Feder)

Ähnlich wie „Hot Minute", nur ohne Zeitvorgabe. Nimm eine Feder in die rechte Hand und drücke so lange, bis Du nicht mehr kannst, also bis zum Muskelversagen. Danach führst Du das gleiche mit der linken Hand aus. Notiere Deine Wiederholungen. Irgendwann kannst du diesen Wert verbessern. Bei dieser Übung kommt es schnell zur Übersäuerung der Muskulatur. Mit ein wenig Übung kannst Du diesen Wert nach hinten verschieben.

2.4.3 Fifty Cent (2 Federn)

Nimm in jede Hand eine Feder. Beginne mit der rechten Hand und mache 50 Wiederholungen. Danach drücke 50-mal mit der linken Hand. In dieser Zeit macht die rechte Hand Pause. Bist Du mit links fertig, darf sich die linke Hand ausruhen und die rechte Hand soll wieder 50 Wiederholungen durchführen. Mache dies so lange, bis Du nicht mehr kannst, und notiere die Sätze. Sollten 50 Wiederholungen zu viel sein, beginne mit 40 oder 30. Später kannst Du die Anzahl der Wiederholungen natürlich erhöhen. Ein gutes Ausdauertraining.

2.4.4 Pipeline (2 Federn)

Nimm in jede Hand eine Feder. Beginne mit der rechten Hand mit 20 Wiederholungen. Währenddessen drückst Du mit der linken Hand die Feder die ganze Zeit zusammen. Danach der Wechsel. Die linke Hand absolviert 20 Wiederholungen und mit rechts hältst Du die Feder komplett geschlossen. Notiere die Anzahl der Sätze. Später kannst Du dann auf 30, 40 oder mehr Wiederholungen steigern. Nach dieser Übung blasen sich Deine Unterarme auf und Deine Venen sind so dick wie eine Pipeline.

2.4.5 Double Fun (2 Federn)

Setz Dich entspannt hin und nimm in jede Hand eine Feder. Dann beginnst Du gleichzeitig mit beiden Händen zu drücken. Versuche möglichst schnell 20 bis 30 Wiederholungen zu absolvieren. Danach machst Du 30 Sekunden Pause und das Spiel beginnt von vorne. Eignet sich prima beim TV Schauen und sorgt für ordentlich dicke Unterarme.

2.4.6 Sweet Five (2 Federn)

Nimm in jede Hand eine Feder. Beginne mit rechts und mache 5 Wiederholungen. Danach machst Du mit der linken Hand 5 Drücker. Dann ist die rechte Hand wieder dran, allerdings mit 10 Wiederholungen. Das gleiche gilt dann für links. So geht es dann immer weiter ...15...20...25...30...35...40.

Natürlich wird es immer schwieriger, weil sich die Anzahl immer um 5 steigert. Deshalb heißt ja diese Übung auch „Sweet Five". Aber sehe es positiv, denn die Hand, welche gerade nicht drückt, bekommt mit steigender Anzahl längere Pausen geschenkt.

2.4.7 Little Terminator (2. Federn)

Diese Übung ist was für starke Jungs und Mädels, die schon ein wenig Erfahrung mit der Fingerhantel gesammelt haben. Wer diese Übung ordentlich mit entsprechender Wiederholungszahl durchführt, hat meistens schon eine enge Beziehung mit seinem Trainingsgerät aufgebaut und der Feder schon einen Namen verpasst. Nimm in jede Hand eine Feder und absolviere die Übung „Sweet Five". Kleiner Unterschied: Die Hand, welche sich normalerweise bei „Sweet Five" ausruht, darf bei dieser Übung die Feder komplett zusammengedrückt halten, während die andere Hand die Wiederholungen durchführt. Diese Übung eignet sich sehr gut, um die Unterarme maximal zu belasten.

2.4.8 Gentleman (2 Federn)

Diese Übung eignet sich gut für Anfänger, die nicht nur immer bis zum Muskelversagen mit einer Hand drücken wollen. Nimm in jede Hand eine Feder. Nun drücke rechts 1-mal, danach links 1-mal. Danach rechts 2-mal, dann links 2-mal, anschließend rechts 3-mal, links 3-mal usw. Irgendwann wirst Du nicht mehr können. Notiere Deinen persönlichen Rekord und versuche ihn dann irgendwann zu überbieten. Hört sich einfach an, aber wenn Du z.B. bei 30 Wiederholungen angekommen bist, hast du bereits 465 Drücker pro Hand absolviert.

2.4.9 Funky Marathon (2 Federn)

Diese Übung ist eine Ausdauerübung und hier benötigt man je nach Trainingszustand schon etwas Zeit. Hier sollte man schon eine innige Beziehung zu seiner Feder aufgebaut haben. Nimm in jede Hand eine Feder und drücke im Sekundentakt abwechselnd. D.h. pro Sekunde einen Drücker. Folglich wirst Du in 1 Minute 60 Wiederholungen schaffen, 30 mit rechts und 30 mit links. Da Du bei dieser Übung nur im Sekundentakt drückst, laufen Deine Arme nicht so schnell zu und Du kannst unter Umständen sehr lange durchhalten. Um das Zählen zu vereinfachen, empfiehlt es sich Steine (ca. 1 cm Durchmesser) am Boden bereitzulegen und für 100 Wiederholungen 1. Stein mit dem Fuß in eine Ecke des Zimmers zu stoßen. So musst du nur bis 100 zählen und kannst Dich auf das Training konzentrieren. Wäre ja schade, wenn Du beim

Zählen rauskommst und alles wäre umsonst gewesen. So hast Du z. B. bei 10 Steinen 1000 Wiederholungen. Am besten gute Musik rein und Handy ausschalten, um ungestört zu genießen. Hier eine kleine Tabelle für alle, die sich messen wollen.

0.000 - 1.000	Warmduscher
1.001 - 2.000	Halbstarker
2.001 - 3.000	Kleiner Schraubstock
3.001 - 4.000	Großer Schraubstock
4.001 - 5.000	Terminator
5.001 - 7.500	Neandertaler
ab 7.500	Calimero

Beachte aber bitte, dass Du zum Erreichen von „Calimero" schon 2 Stunden benötigst und hier ein langjähriges Training vorausgeht.

2.4.10 Chill out (2 Federn)

Diese Übung erfolgt im Allgemeinen zum Beenden des Trainings. Sie funktioniert wie „Sweet Five", allerdings in umgekehrter Reihenfolge. Beginne mit ca. 80 % Deiner persönlichen Leistung. Z.B. 50 Wiederholungen mit rechts, danach mit links. Dann verkürze auf 45 Drücker mit rechts, dann mit links usw. .... 40...35...30...25...20...15...10...5... Wenn Du bei Zero angekommen bist, kannst Du mit gutem Gewissen die Fingerhantel zur Seite legen.

Ich hoffe, ich konnte Dir das Trainingsgerät „Fingerhantel" ein bisschen näherbringen und aufzeigen, dass es sich um ein sehr persönliches Gerät handelt, das einen Platz in Deinem Leben verdient. Fange dabei auch mit kleinen Übungen an und Du wirst merken, dass Du Dich sehr schnell steigern kannst.

2.5 Oberkörpertraining

Auch das Oberkörpertraining kannst Du zuhause gut ausführen. Es gibt mittlerweile unzählige Übungen, die Du in den eigenen vier Wänden praktizieren kannst. Jedoch werde ich auch hier nur die Workouts beschreiben, die ich selber praktiziere und die mir gute Resultate gebracht haben. Fast alle Übungen kannst Du ohne Hilfsmittel bis zum „Muskelversagen" ausleben. Wie beim Bauch- und Beintraining wird auch beim Oberkörperworkout Dein eigenes Körpergewicht als „Trainingsgerät" dienen. Mit dieser Methode kannst Du eine enorme Kraftausdauer erreichen. Durch entsprechenden Fleiß wirst Du auch etwas mehr Muskelmasse aufbauen. Ziel ist es ja, einen gesunden Körper mit straffer Muskulatur zu entwickeln. Da die Übungen hauptsächlich auf die Kraftausdauer abzielen, sind dem „Masse-Wachstum" Deiner Muckis aber hier irgendwann Grenzen gesetzt. Um eine Muskulatur zu bekommen, wie beispielsweise ein Bodybuilder, benötigst Du ein Zusatzgewicht in Form von Hanteln oder Maschinen. Dies erwähne ich deshalb, damit Du Dir keine falschen Illusionen machst. Daher möchte ich dieses Thema nur kurz erwähnen und nicht weiter vertiefen. Ziel ist es, im „mittleren Lebensabschnitt" einen gesunden, leistungsfähigen und schönen Körper zu besitzen. Mit zunehmenden Alter produziert der Mensch weniger Testosteron. Wie Du bereits schon weißt, ist dieses Hormon für den Muskelaufbau mit verantwortlich. Folglich wird auch hier irgendwann die natürliche Grenze des „Muskelwachstums" erreicht sein. Viel wichtiger ist es daher, dass Du Deine Muskulatur erhältst. Durch entsprechende Übungen werden Deine Muckis leistungsfähiger und Du kannst mehr Muskelmasse bis zu einem gewissen Punkt aufbauen.

2.5.1 Klassische Liegestütze

Um die Brustmuskulatur zu trainieren, möchte ich Dir die klassischen Liegestütze ans Herz legen. Bei korrekter Ausführung beanspruchen sie zudem die Schultern, die Bauch- und Rückenmuskulatur und den Armstrecker. Liegestütze kannst Du überall praktizieren und Hilfsmittel benötigst Du für diese Übung auch keine. Was spricht also dagegen, sich ein paar Mal vom Boden aus nach oben zu drücken, während die Frühstückseier vor sich hin kochen?

Die Grundhaltung für dieses Workout ist einfach und sieht wie folgt aus. Knie Dich hin. Gehe mit dem Oberkörper leicht nach vorne und stütze Dich mit beiden Händen ab. Deine Arme stehen seitlich in Brusthöhe von Deinem Oberkörper ab. Nun streckst Du die Beine nach hinten aus und stehst dabei auf den Zehenspitzen. Wichtig ist dabei, dass Dein gesamter Körper von Kopf bis Fuß eine gerade Linie bildet.

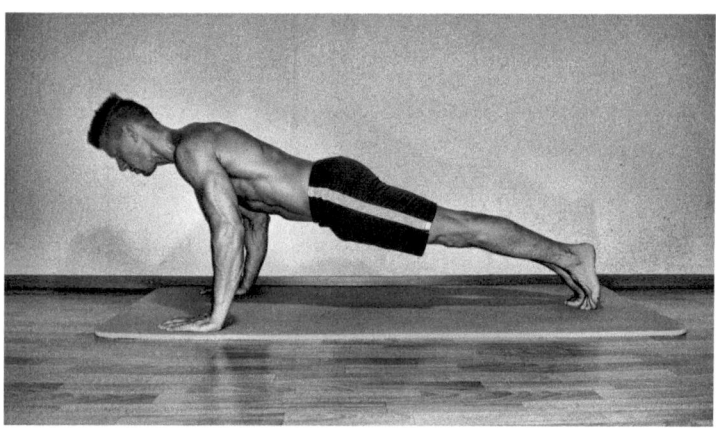

Vermeide es, einen „Katzenbuckel" zu machen oder gar durchzuhängen wie ein „nasser Sack". Dies würde Deinem Rücken nicht guttun. Senke nun Deinen Körper langsam gegen Boden und beachte dabei, dass Deine Körperspannung erhalten bleibt. Lass Dich dabei nicht runter fallen wie ein Stein. Arbeite hier dosiert mit Deiner Muskulatur. Diesen unteren Punkt hast Du erreicht, wenn zwischen Deinem Ober- und Unterarm ein 90 Grad Winkel entstanden ist. Ohne mit dem Oberkörper einen Bodenkontakt herzustellen, drückst Du Dich nun wieder nach oben in die Ausgangsposition. Absolviere nun Deine Wiederholungen. Mit zunehmendem Training ist es Dir bald möglich, die Anzahl der Liegestütze zu erhöhen. Um die Handgelenke zu schonen, kannst Du diese Übung auch auf den Fäusten machen. Bei dieser Ausführung werden Deine Handgelenke nicht überdehnt und folglich nicht strapaziert. Hierfür empfehle ich Dir aber eine Unterlage zum Schutz deiner Handknöchel.

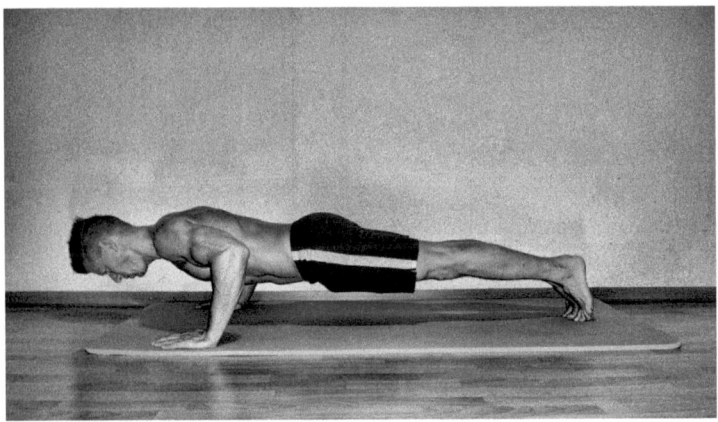

Für Anfänger, die noch nicht die notwendige Kraft besitzen, gibt es eine einfachere Variante. Gehe wieder auf die Knie. Beuge Dich leicht nach vorne und stütze Dich wie bei der Hauptübung ab. Auch hier sind Deine Arme in Brusthöhe vom Körper abgestreckt. Allerdings streckst Du die Beine bei dieser Variation nicht aus. Knie, Schienbeine und Füße bleiben auf dem Boden und bilden eine Linie.

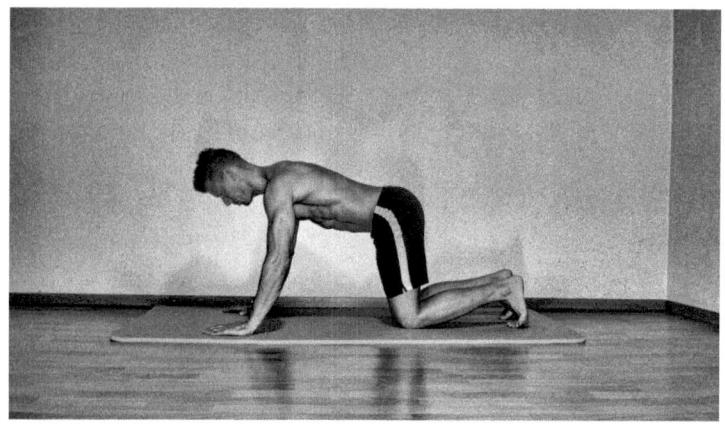

Jetzt senkst Du Deinen Oberkörper in Richtung Boden und drückst Dich wieder nach oben. Achte auch hier auf den 90 Grad Winkel zwischen Deinen Ober- und Unterarmen. Durch diese Variation wirst Du genügend Kraft entwickeln, damit Du bald die klassischen Liegestütze angehen kannst.

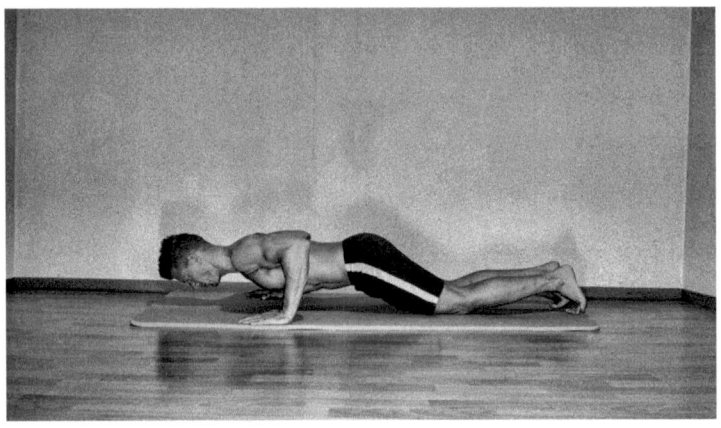

Wenn Dir die Liegestütze schon vertraut sind und Du den Schwierigkeitsgrad etwas erhöhen möchtest, schlage ich Dir eine andere Variante vor. Hierfür benötigst Du zwei Fußbälle. Anstatt die Hände auf dem Boden abzustützen, dürfen es sich Deine Handflächen auf dem weichen Leder gemütlich machen. Führe nun Dein Workout auf den Bällen durch. Nun muss Deine Muskulatur auch noch die Schwingungen ausgleichen. Das Stabilisieren erfordert zusätzlich Kraft. Durch das Hochstellen der Beine auf einen Stuhl oder Tischkante erhöht sich die Schwierigkeit nochmals.

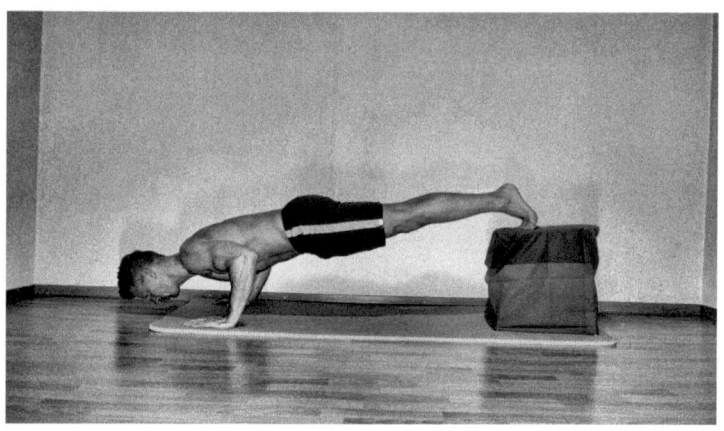

Wenn Dir das immer noch zu einfach ist, dann lege einen
Arm auf dem Rücken und mache einarmige Liegestütze. Hierfür kannst Du Deine Beine ein wenig weiter auseinanderstel-
len. Dadurch erhältst Du ein besseres Gleichgewicht. Auch
geübte Athleten kommen hier an ihre Grenzen. Bei allen Variationen solltest Du auf einen geraden Rücken achten und besonderen Wert auf eine ordentliche Durchführung legen.

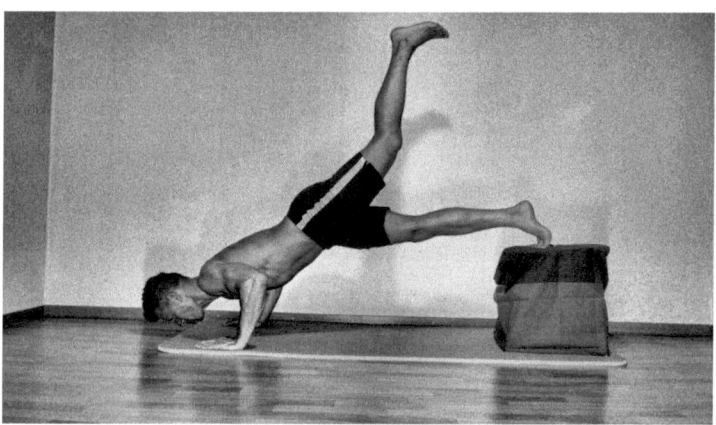

2.5.2 Die Klimmzüge

Für das folgende Training benötigst Du ein Hilfsmittel. Es handelt sich hierbei um die Klimmzugstange, die ich schon bei der Übung „Beinheben im Hängen" angesprochen habe. Wie? Du besitzt noch keine? Dann wird es aber höchste Zeit! Du möchtest doch einen gesunden, gut trainierten Körper besitzen, nicht wahr? Also, besorge Dir für günstiges Geld so eine Klimmzugstange oder lass Dir zu irgendeinem Anlass so ein Teil schenken. So kannst Du jedes Mal, wenn Du durch die Türe gehst ein kleines Workout demonstrieren. Klimmzüge sind neben den Liegestützen ein effektives Mittel, um den Oberkörper in Form zu bringen. Bei dieser Übung trainierst Du vor allem Armbeuger, Unterarme, Rücken und auch die Bauchmuskulatur. Hier kannst Du zwischen zwei Varianten der Handstellung wählen, dem Rist- und dem Kammgriff.

Beim Ristgriff umgreifst Du die Stange und die Handrücken zeigen zu Dir, Deine Daumen zeigen nach innen. Häufig wird diese Griffart beim Turnen verwendet. Aber sie eignet sich auch als sehr gute Variante, um Klimmzüge zu absolvieren.

Der Kammgriff funktioniert folglich genau anders herum. Während Du die Stange umgreifst, zeigen die Handrücken weg von Dir, Deine Daumen zeigen nach außen. Versuche während des Trainings beide Griffarten zu verwenden, denn sie wirken unterschiedlich auf Deine Muskulatur. Beginnen solltest Du mit dem Kammgriff, denn hier ist es etwas leichter, einen vernünftigen Klimmzug auszuüben. Um in die Grundposition zu gelangen, bedarf es nicht viel. Umgreife die

Klimmzugstange im Kammgriff und hänge mit ausgestreckten Armen entspannt an ihr.

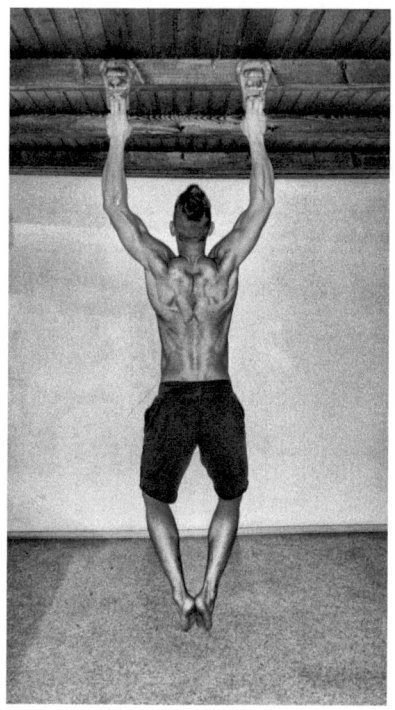

Versuche nun mittels Deiner Armmuskulatur Dich in Richtung Decke nach oben zu ziehen. Vermeide dabei ruckartige Bewegungen. Sobald Du mit Deinem Kinn auf Höhe der Stange bist, bewegst Du Dich langsam wieder nach unten in die Ausgangsposition.

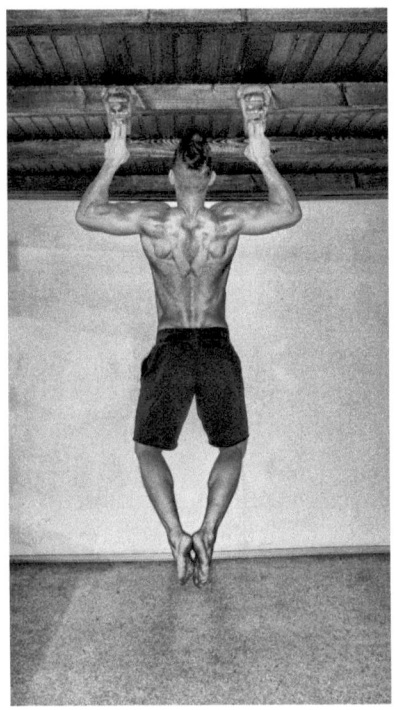

Auch hier sind ruckartige Bewegungen fehl am Platz. Auch solltest Du Dich nicht in den gestreckten Arm fallen lassen, da Dir das irgendwann Deine Gelenke übelnehmen. Absolviere hierbei so viele Wiederholungen, wie Dir möglich sind. Durch häufiges Trainieren wird diese Anzahl auch nach oben steigen. Mehrere Sätze pro Tag sind empfehlenswert.

Für Anfänger, die noch nicht die nötige Armkraft besitzen, um diese Übung auszuführen, möchte ich gerne noch eine Hilfestellung beschreiben. Nehme eine kleine Erhöhung, auf der Du einen sicheren Stand findest. Diese platzierst Du genau unter der Klimmzugstange. Sie sollte so hoch sein, dass Du beim Stehen die Stange umfassen kannst und dabei zwischen Deinem Unter- und Oberarm ein 90 Grad Winkel entsteht. In dieser Position spannst Du nun Deine Armmuskulatur an, hältst diesen Winkel und hebst die Füße leicht hoch. Je häufiger Du diese statische Position trainierst, umso mehr Kraft bekommst Du in Deinem Armbeuger. Mit ein wenig Ehrgeiz wirst Du bald Deinen ersten Klimmzug schaffen.

Gerade aus der Ausgangsposition ist das Hochziehen zu Beginn schwierig, weil die Arme noch komplett durchgestreckt sind. Auch hier kannst Du mit einer kleinen Anhöhe unter der Stange arbeiten, um diesen Winkel zu überbrücken. Deine Muskulatur wird sich schnell an diese Belastung gewöhnen und in kurzer Zeit wirst Du einen Kraftzuwachs verzeichnen können. Natürlich geht das nicht von heute auf morgen.

Für die ausgezeichneten Athleten unter Euch biete ich noch eine schwierige Variation an. Versucht das Klimmziehen mit einer Hand. Um dies zu erreichen, empfehle ich Dir folgende Methode. Ziehe Dich mit beiden Armen nach oben. Löse nun eine Hand und lasse Dich kontrolliert und langsam mit einem Arm nach unten. Diese sogenannten negativen Klimmzüge sorgen für maximalen Kraftzuwachs.

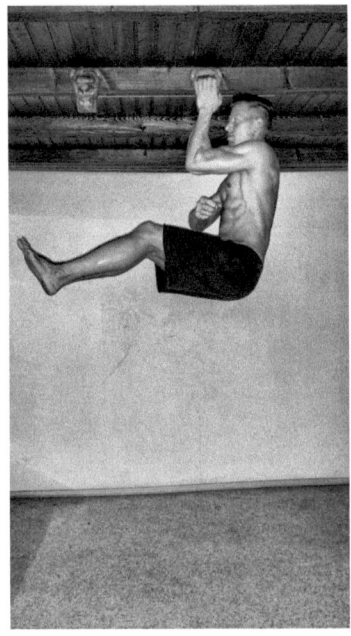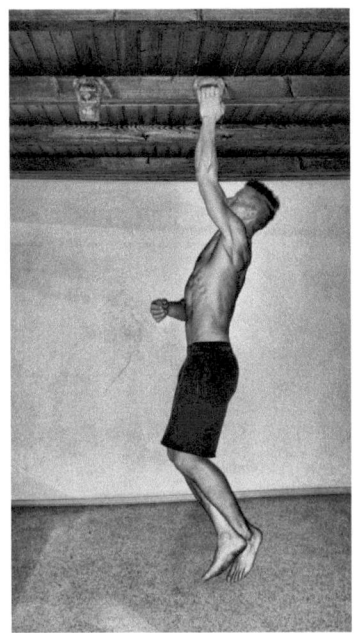

Achte jedoch bei jeder Variation auf eine korrekte Ausführung der Übung, vermeide ruckartige Bewegungen und lasse Dich bei der Abwärtsbewegung nicht in den gestreckten Arm fallen. Auch dieses Workout nimmt nur wenige Minuten Zeit in Anspruch und kann zuhause durchgeführt werden.

2.5.3 Schulter Seitheben

Gut trainierte Schultern sehen nicht nur gut aus, sie übernehmen auch eine wichtige Funktion. Beim Heben Deiner Arme sind sie stets im Einsatz. Daher solltest Du diese nicht vergessen und mit ins Training einbeziehen. Die Schulter besteht aus drei Muskelgruppen, dem vorderen, dem mittleren und dem hinteren Muskelstrang. Um die goldene Mitte zu trainieren, möchte ich Dir das Schulter Seitheben vorstellen. Diese Übung kannst Du statisch aber auch dynamisch ausüben. Schulterverletzungen sind sehr häufig zu beobachten. Dies hat mehrere Ursachen und die gilt es zu vermeiden. Das Aufwärmtraining wird meist vergessen. Du solltest dieser Muskelgruppe nicht die „kalte Schulter" zeigen.

Bringe durch rotierende Armbewegungen Deine Muskeln erst einmal auf Betriebstemperatur. Hast Du Dir erst mal eine Zerrung eingefangen, kann diese tagelang unangenehme Schmerzen verursachen. Lege ein besonderes Augenmerk darauf, die Schulterübungen korrekt auszuführen. Es kommt nicht darauf an, dass Du riesige Gewichte stemmst, sondern auf eine effektive Muskelstimulation. Ruckartige Bewegungen, schlechte Ausführung der Übung und zu hohes Gewicht bringen Dich Deinem Ziel nicht näher. Denke bitte daran, denn im Vordergrund steht ja der gesunde, leistungsfähige Körper.

Beginnen darfst Du mit dem statischen Seitheben. Es eignet sich sehr gut für Anfänger, die ihre Schultermuskulatur testen wollen. Um die Grundposition einzunehmen, stellst Du Dich aufrecht hin, wie ein Zinnsoldat. Nun streckst Du Deine Arme seitlich aus. Die Handflächen zeigen nach unten Richtung Boden. Achte darauf, dass Deine Arme waagrecht in der Luft liegen, ähnlich wie die Tragflächen eines Flugzeuges. Zwischen Oberarm und Rumpf entsteht nun ein 90 Grad

Winkel. Nach kurzer Zeit wirst Du feststellen, wie Deine Schultern anfangen zu rebellieren. Zwangsläufig werden sich Deine Arme in Richtung Boden bewegen. Versuche diese Position nun so lange zu halten, wie es Dir Deine Muskeln erlauben.

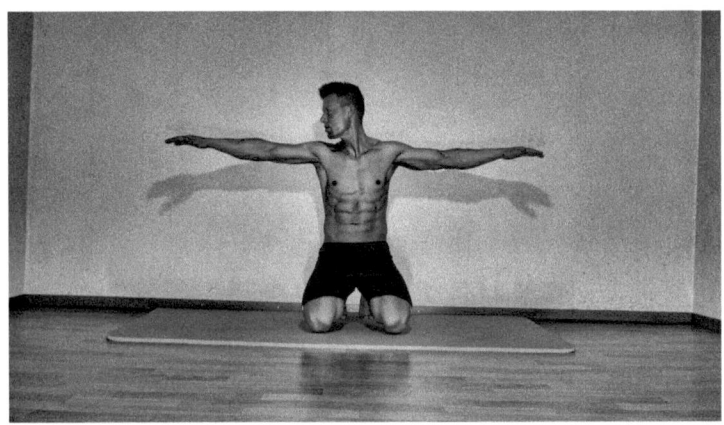

Anschließend entspannst Du Dich, indem Du Deine Gliedmaßen locker baumeln lässt. Hier empfehle ich Dir auch mehrere Sätze. Du wirst schnell leistungsfähiger und kannst diese Stellung sehr lange halten.

Nun ist es an der Zeit, das Workout zu erschweren. Die Ausführung bleibt gleich, jedoch nimmst Du ein Gewicht in die Hände und streckst die Arme wieder seitlich von Dir. Durch die lange Hebelwirkung reicht hier schon ein leichter Gegenstand aus. Versuche es anfangs mit zwei gefüllten Getränkeflaschen. Zeigen während dieser Übung Deine Handrücken nach hinten, wirst Du Deine vorderen Schultermuskel spüren. Um die mittlere Muskulatur mehr zu belasten, drehst

Du Deine Hände leicht nach vorne, so dass Deine Handrücken nach oben schauen. Auch hier ist es sinnvoll, mehrere Sätze zu absolvieren.

Selbstverständlich kannst Du dieses Workout auch dynamisch genießen. Nimm erneut die Grundstellung ein. Halte in jeder Hand ein Gewicht, als würdest Du Einkaufstüten tragen. Nun hebst Du Deine gestreckten Arme seitlich nach oben, bis sich diese wieder in einer waagrechten Position befinden. Hier empfehle ich Dir, mit beiden Armen gleichzeitig zu agieren. Danach folgt wieder das langsame, kontrollierte Absenken in die Ausgangsstellung. Führe diese Übung langsam und kontrolliert aus. Deine Schultermuskeln werden sich schnell bemerkbar machen und Dir mitteilen, dass ein kleines Gewicht eine große Wirkung hat.

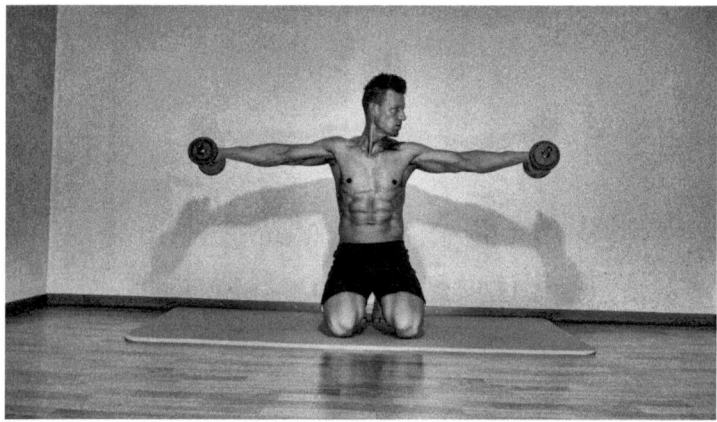

2.5.4 Schulter Frontheben

Eine weitere Übung, mit der Du Deine Muckis strapazieren kannst, ist das Schulter Frontheben. Wie der Name schon treffend beschreibt, kannst Du hier Deine vordere Schultermuskulatur in Form bringen. Dieses Training eignet sich am besten, indem Du es dynamisch durchführst. Zu Beginn folgt natürlich wieder das Aufwärmen. Dann greifst Du zu Deinen Hilfsmitteln, den zwei gefüllten Getränkeflaschen. Stelle Dich nun aufrecht hin und achte dabei auf eine gerade Rückenstellung. Deine Arme zeigen dabei wieder gestreckt nach unten. Anders als beim Schulter Seitheben sind hier nicht beide Arme gleichzeitig im Einsatz, sondern wechseln sich ab. Dadurch wird der Rücken erheblich entlastet.

Hebe Deinen gestreckten rechten Arm nach vorne, bis dieser eine waagrechte Position erreicht hat. Den gestreckten linken Arm drückst Du währenddessen an Deinen Oberschenkel und spannst die Bauchmuskeln an. So erhältst Du eine stabile Position und sorgst für eine aufrechte, gerade Rückenstellung. Danach folgt der Wechsel. Die Handrücken zeigen hierbei nach oben. Mit zunehmender Wiederholungszahl wird sich Deine Muskulatur melden und schnell den Feierabend einläuten. Lege Deine Hilfsmittel zur Seite, lasse die Arme nach unten hängen und entspanne Dich. Anschließend folgt der nächste Satz.

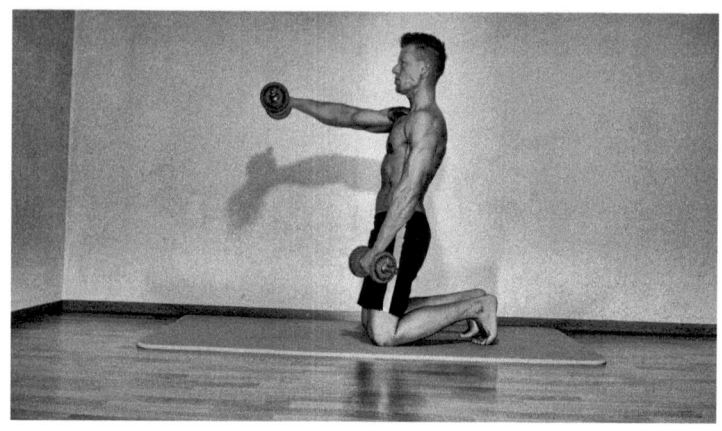

Mit entsprechendem Ehrgeiz wirst Du ziemlich schnell einen Kraft- und Muskelzuwachs verzeichnen können. Klar, es ist ja auch der Sinn dieser Übung. Folglich werden Dir die gefüllten Getränkeflaschen schon bald nicht mehr genug Widerstand bieten können. Eine gute Möglichkeit bieten hier Hanteln mit variablen Scheiben. Diese kannst Du je nach Trainingszustand auf Deine persönlichen Bedürfnisse umbauen. Solche Gewichte gibt es für kleines Geld im Sportgeschäft. Wenn Du es geschickt einfädelst, kannst Du Dir so ein Sportutensil zum Geburtstag schenken lassen oder es unter dem Weihnachtsbaum hervorziehen. Diese Zusatzgewichte kannst Du auch beim Bein- und Bauchtraining einsetzen. Achte jedoch bei allen Übungen auf eine ordentliche Ausführung. Ein effektives Training lebt nicht von der Größe des Zusatzgewichtes. Wichtiger ist es, dass Du ein korrektes Workout absolvierst, ausreichend Pausen zur Regeneration einhältst und auf eine gesunde Kost achtest. Somit bist Du auf dem besten Weg, einen gesunden, leistungsfähigen Körper Dein eigen nennen zu können.

2.5.5 Trizepsdrücken

Für dieses Training benötigst Du ein Hilfsmittel. Ich gehe aber mal davon aus, dass irgendwo in Deiner Wohnung ein Stuhl oder eine Couch einsam herumsteht. Die folgende Übung dient der Kräftigung Deiner Schultern und dem Trizeps. Dein Oberarm besteht aus zwei großen Muskeln. Am vorderen Teil Deines Armes ist der Armbeuger (Bizeps) platziert. Der Gegenspieler befindet sich auf der Rückseite und wird Armstrecker (Trizeps) genannt. Diesen gilt es jetzt platt zu machen.

Nehme hierfür die Grundposition ein. Setze Dich dafür auf den vordersten Teil Deiner Couch und strecke die Beine aus. Mit Deinen Händen hältst Du Dich an der Kante der Sitzfläche fest und drückst Dich nach oben. Nun hängt Dein Hinterteil in der Luft. Deine Hände berühren die Sitzkante und Deine Füße den Boden. Dein restlicher Körper schwebt, sozusagen fast magisch in der Luft.

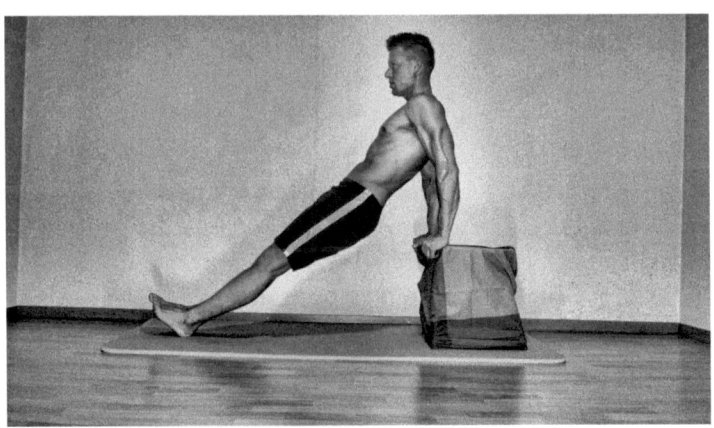

Ähnlich wie beim Liegestütz beförderst Du Deinen Körper kontrolliert nach unten. Sobald zwischen Deinem Ober- und Unterarm ein 90 Grad Winkel entstanden ist, drückst Du Dich wieder nach oben in die Ausgangsstellung. Versuche beim Ablassen einzuatmen und beim Hochdrücken auszuatmen. Das sich Dein Rücken dabei in einer geraden Position befinden soll, weißt Du schon von den vorausgegangenen Übungen. Sollte Dir diese Ausführung zu schwer sein, kannst Du es anfangs mit angewinkelten Beinen probieren.

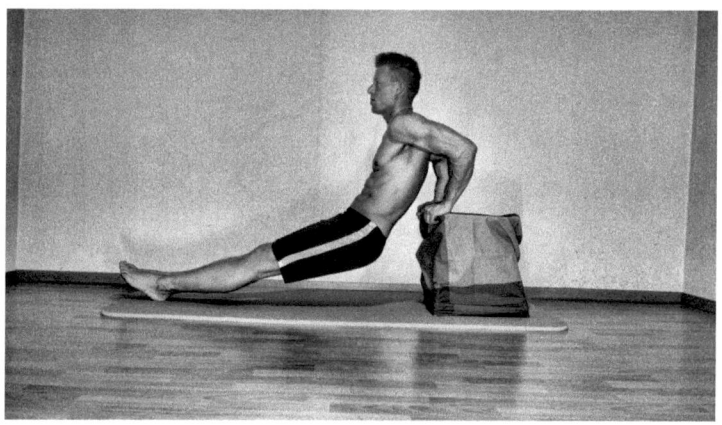

Selbstverständlich kannst Du dieses Workout aber auch erschweren. Hierbei nimmst Du wieder die Anfangsposition ein. Der Unterschied besteht jedoch darin, dass Du Deine Füße nicht auf dem Boden platzierst, sondern auf die Sitzfläche eines Stuhles legst. Dabei sind Deine Beine natürlich durchgestreckt. Hierdurch wird der Schwerpunkt Deines Körpers in Richtung Rumpf verlagert. Folglich werden beim Hochdrücken Schultern und Trizeps mehr gefordert. Dieser Workout beansprucht einen Großteil Deiner Muskelgruppen, wie es auch beim Ausführen der Liegestütze der Fall ist. Jedoch besitzt diese Übung einen ganz anderen Charakter und bietet somit eine hervorragende Abwechslung.

2.5.6 Superman

Durch die folgende Übung wirst Du nicht zum Superman. Jedoch hilft Dir dieses Workout eine ausgeprägte untere Rückenmuskulatur zu entwickeln. Diese unscheinbaren Muskelstränge erfüllen eine wichtige Funktion. Sie entlasten Deine Wirbelsäule. Auch wenn Dir diese Übung nicht unbedingt optische Vorteile verspricht, solltest Du sie mit in Dein Trainingsprogramm aufnehmen. Ein gut trainierter Rücken stabilisiert Deinen Oberkörper und stellt den Gegenspieler zu Deinen Bauchmuskeln dar. Vor allem beim Beintraining ist eine gut trainierte Rückenpartie Gold wert.

Die Ausgangsposition ist spielend einfach. Lege Dich dazu auf den Bauch und strecke die Deine Gliedmaßen von Dir wie ein toter Hund. Die Arme zeigen nach vorne, Deine Handflächen liegen auf dem Boden. Nun versuchst Du gleichzeitig mittels Deiner Rumpfmuskulatur Deinen Oberkörper aufzurichten und die gestreckten Beine zu heben. Wundere Dich nicht, denn Dein Aktionsradius wird ziemlich spärlich ausfallen. Aber diese kleine Bewegung reicht schon aus. Halte kurz diese Position und senke anschließend wieder Oberkörper und Beine nach unten. Führe die Abwärtsbewegung kontrolliert aus und achte darauf, dass deine Gliedmaßen nicht den Boden berühren. Wiederhole diesen Vorgang, so oft es Dir möglich ist. Vermeide dabei ruckartige Bewegungsabläufe. Für Anfänger schlage ich die vereinfachte Variante vor. Lass Deine gestreckten Beine am Boden und hebe nur den Oberkörper an. So kannst Du anfangen, die untere Rückenmuskulatur zu trainieren. Nach einiger Zeit hat sich Dein Organismus an die Anforderungen gewöhnt und Du kannst Deine Beine mit einbeziehen. Im gestreckten Zustand wirst Du aussehen wie ein Superman. Daher leitet sich der Name dieser Übung ab.

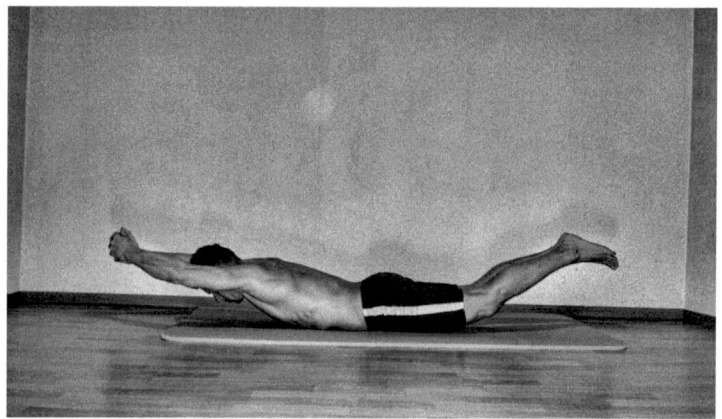

2.5.7 Beckenheben

Ja liebe Männer, mir ist bekannt, dass Euch dieses Training nicht gefallen wird. Angeblich soll dieses Workout eine typische Frauenübung sein. Diese unqualifizierten Bemerkungen habe ich schon öfters gehört und ich kann nur müde darüber lachen. Meiner Meinung nach ist das Beckenheben eine der besten und effektivsten Übungen für den unteren Rücken. Im Jahr 2013 legte ich mich mit einem Baum an. Dabei zog ich den Kürzeren und verletzte mich an der Wirbelsäule. Eine Bandscheibe machte mir damals erhebliche Probleme. Dieses Workout war mit verantwortlich, dass ich jetzt wieder schmerzfrei durch das Leben sausen kann. Entlaste Deine Wirbelsäule und arbeite an einer guten Rückenmuskulatur. Dafür solltest Du das Beckenheben möglichst oft praktizieren. Und speziell für Euch Männer - zu Hause sieht es ja keiner, auch Ihr könnt dieses Workout genießen.

Die Ausgangsposition ist hier auch ziemlich simpel. Lege Dich dazu auf den Rücken. Deine Arme legst Du leicht abstehend und gestreckt neben Dich. Die Handflächen zeigen nach unten. Nun winkelst Du die Beine leicht an.

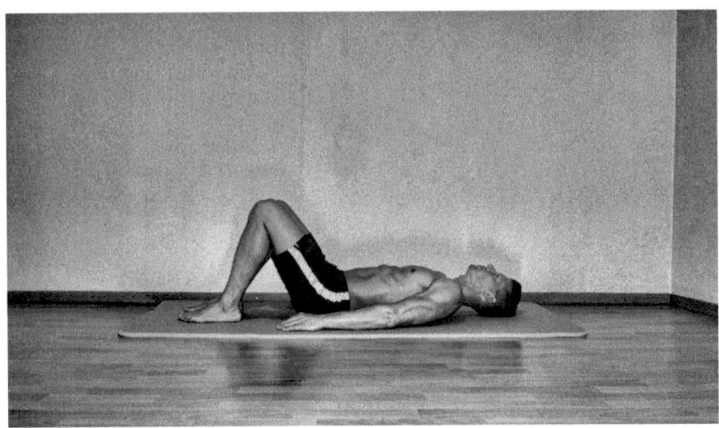

Hebe nun Dein Becken nach oben. Deine Oberschenkel und Dein Oberkörper bilden nun eine gerade Linie. Halte diese Stellung ein paar Sekunden. Anschließend senkst Du Dein Becken wieder kontrolliert in Richtung Boden. Führe hierbei mehrere Wiederholungen durch. Auch hier gilt das Gleiche wie beim Superman. Vermeide ruckartige Bewegungen und führe die Übung langsam aus. Fortgeschrittene können auch eine halbe Minute oder länger mit angehobenem Becken verweilen. Du wirst sehr schnell spüren, wie Deine untere Rückenmuskulatur das Arbeiten anfängt. Nach dem Workout entspannst Du Dich, indem Du alle Gliedmaßen von Dir streckst und Deinem Körper eine kleine Ruhepause gönnst.

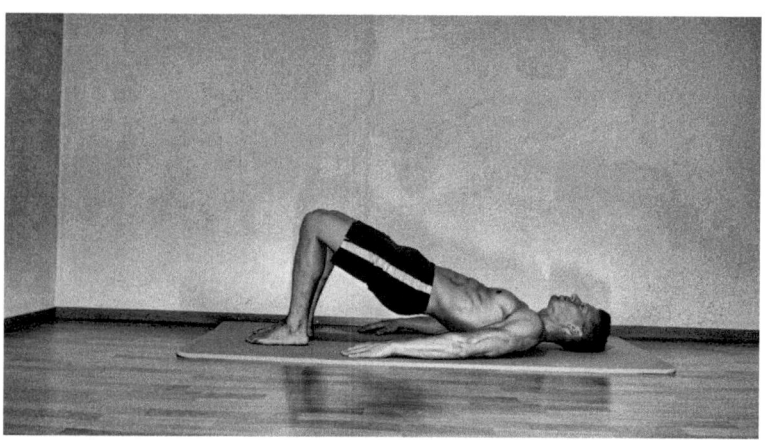

Kapitel III

Motivation/Umsetzung im Alltag

1. Training zu Hause – Dein persönlicher Erfolg

Herzlich Willkommen im 3. Kapitel. Du bist jetzt schon ein „Insider" und hast bereits viel gelernt. In Deinem Gehirn schlummert jetzt schon eine Menge Informationen. Dir ist bereits bekannt, welche Rolle gesunde Nahrung in Deinen Organismus spielt. Auch weißt Du schon, was es mit den Kalorien auf sich hat und zu welchen Folgen eine vermehrte Nahrungsaufnahme führt. Auch die Funktion Deiner Muskulatur hast Du bestimmt schon verinnerlicht. Nun gilt es dieses Wissen in die Realität umzusetzen. Einer der besten Orte dafür ist Dein eigenes zu Hause. Warum das so ist, möchte ich Dir gerne jetzt erklären. Deine Wohnung ist ein vertrauter Ort. Hier spielt sich der Großteil Deines Lebens ab. Du schläfst dort, triffst hier Freunde oder Deine Familie. Sie ist Dein Rückzugsort, sozusagen eine Festung, in die Du immer wieder zurückkehrst, sei es nach dem Arbeiten, nach einem Ausflug, einem geselligen Abend oder nach dem Urlaub. Du fühlst Dich dort sicher, geborgen und wohl. Folglich verbringt man dort viel Zeit. Was spricht also dagegen, an einem Ort zu trainieren, an dem man viel Zeit verbringt und sich zudem noch sicher und wohl fühlt? Hier hast Du die besten Voraussetzungen, um ein hervorragendes Workout zu starten. Dafür nenne ich dir einige Punkte, die Dich ordentlich motivieren sollen.

Punkt 1: Trainiere wann Du willst

In den eigenen vier Wänden kannst Du mit dem Training beginnen, sobald Dir danach ist. Die Öffnungszeiten von irgendwelchen Einrichtungen spielen hier keine Rolle. Solltest Du ein „Morgenmensch" sein, kannst Du loslegen, bevor die Sonne aufgeht und die Vögel zwitschern. Probiere das einfach mal aus. Es ist ein irres Gefühl, wenn die Welt noch schläft und Du bereits Dein Workout absolvierst. Vor allem im Sommer ist das wärmstens zu empfehlen. Dazu kannst Du in den Park oder in den Garten gehen. Auch ein geräumiger Balkon eignet sich hierfür. Im Wechsel kannst Du Kniebeugen und Liegestützen durchführen, während Du den Sonnenaufgang genießt. Der frische Kaffee schmeckt nach dem Morgensport doppelt so gut. Zusätzlich kannst Du auch beim Ausdauersport frische Luft in Deine Lungen pumpen und dabei zusehen wie die Welt aus ihrem Schlaf erwacht.

Auch „Nachtmenschen" haben zu Hause alle Möglichkeiten an ihrem Traumkörper zu arbeiten. Es spricht nichts dagegen, ein Training durchzuziehen, während der Mond zum Fenster reinschaut. Viele Menschen haben ihr Leistungshoch sowieso erst in den späten Abendstunden. Selber habe ich schon festgestellt, dass man sich nachts hervorragend auspowern kann und anschließend wie ein Stein schläft. Auch bei unregelmäßigen Arbeitszeiten bietet das Training zu Hause Vorteile. Wer seine Brötchen im Schichtdienst verdient, kommt in seiner privaten Trainingsbude voll auf seine Kosten. Das gilt natürlich auch für das Arbeiten im geteilten Dienst. Häufig lohnt es sich nicht, in den paar verbleibenden Stunden irgendwo hinzufahren, um sich körperlich zu betätigen. Ist ja auch verständlich. Wer will schon das bisschen Freizeit mit Fahren und Parkplatzsuche verbringen? In der eigenen Wohnung kannst Du sofort mit Deinen Übungen anfangen und die Zeit effektiv nutzen. Selbst wenn die Zeit nur für ein kleines Workout reicht, ist dieses besser als gar keines. Dein Ziel ist es ja geworden, einen gesunden, kräftigen Körper zu bekommen. Auch ein kurzes effektives Training trägt dazu bei. Auf geht's! Leg das Buch kurz zur Seite und bringe mit ein paar Sumokniebeugen Deine Beinchen in Form!

Punkt 2: Trainiere wie Du willst

Trainiere wie Du willst, aber verstehe das nicht falsch. Deine Übungen solltest Du schon fachgerecht ausführen. Jedoch sind Deinem Outfit keine Grenzen gesetzt. An einem verregneten Tag kannst Du zu Hause sofort loslegen. Hier schaut Dir keiner zu und zensierende Blicke durch andere gibt es nicht. Du brauchst Dich nicht in Schale zu schmeißen und keine Sportklamotten packen. Du musst auch für das Training nicht das Haus verlassen, um irgendwo hinzufahren. Ob Du unrasiert nach dem Frühstück Dein Workout beginnst oder Dir die Haare zu Berge stehen, spielt keine Rolle. Das kannst Du alles nach dem Training erledigen. Natürlich geschieht das auch ganz gemütlich zu Hause.

Besonders am Wochenende brauchst Du Deine Wohnung nicht verlassen. Du kannst Dir die Fahrerei sparen. Wenn die Zeit sowieso schon knapp ist, dann nutze diese für ein paar Übungen. Das habe ich vor allem im Winter schon festgestellt.

Es beginnt mit dem Auto frei Kratzen. Anschließend fährt man dann in der kalten Kiste an einen anderen Ort zum Trainieren. Mit vollgepackter Tasche und Hygieneartikeln betritt man dann den Fitnesstempel und stellt erschreckend fest, dass wohl jeder die gleiche Idee hatte. Manchmal sind dann alle Geräte besetzt. In dieser Zeit kann man zu Hause ein komplettes Workout absolvieren und zwischen den Sätzen noch eine Tasse Kaffee trinken. Auch das anschließende Duschen gestaltet sich im eigenen Bad deutlich entspannter als in den engen Duschkabinen, wo zufällig die Heizung vorübergehend ausgefallen ist. Während Du zu Hause schon gesunde Nahrung futterst, sitzt der andere noch mit nassen Haaren im Auto Richtung Heimweg.

Punkt 3: Beziehe andere mit ins Training ein

Ob Du nun lieber alleine oder mit anderen gemeinsam trainierst, entscheidest Du selbst. Wenn Du zum ersten Fall gehörst, dann kannst Du zu Hause sofort loslegen. Leg gute Musik auf und tobe Dich mit effektiven Übungen aus.

Aber was empfiehlt sich, wenn man Kinder hat, oder der Partner in der Wohnung herumschleicht? Dazu kann ich Dir folgenden Tipp geben. Beziehe sie mit ein und motiviere sie zum Mitmachen. Gerade Kinder sprechen auf Bewegung sehr gut an, wenn man es ihnen spielerisch verkauft. Ein kleiner Wettkampf im Wandsitzen eignet sich besonders gut, um „das Eis zu brechen". In der Regel kopieren die Kinder das Verhalten der Eltern, beziehungsweise der Erwachsenen. Beim Heimfahren vom Arbeiten traute ich kaum meinen Ohren, als eine Dame im Radio eine neue Studie verkündete. Angeblich sollen weltweit über 40 Millionen Kinder unter 5 Jahren zu dick sein. Was mich aber wesentlich mehr schockierte ist, dass diese Kinder auch im Erwachsenenalter meist dick bleiben und ungesund leben. Nun, falls Du Kinder hast und diese liebst, dann tue ihnen was Gutes. Motiviere sie mitzumachen und lege hier den Grundstein für ein gesundes Aufwachsen.

Aber auch Deinen Partner kannst Du mit ins Boot nehmen. Es macht viel Spaß, zusammen Sport zu treiben und sich gegenseitig anzuspornen. So kann einer den anderen mitziehen und zu einem Workout motivieren, falls sich wieder mal der „innere Schweinehund" anmelden sollte. Genug der Worte, Du hast Dir jetzt ein bisschen Bewegung verdient. Mach den Kopf frei und genieße ein paar Liegestützen! Die Buchstaben werden Dir nicht davonlaufen.

Punkt 4: Motiviere Dich zum Erfolg

Vielleicht hast Du Dir selber schon einmal die Frage gestellt, wie das mit dem Motivieren funktioniert. Hier gibt es zwei Arten und diese möchte ich Dir kurz vorstellen - die Fremdmotivation und die Eigenmotivation.

Wer hier welche Aufgabe übernimmt, ist leicht zu erraten, oder? In diesem Fall bin ich als Fremder, auch wenn Du mich jetzt schon ein wenig kennst, Dein Motivator. Während Du dieses Kapitel durch Deine Gehirnzellen gleiten lässt, passiert folgendes. Unbewusst setzt sich in Deinem Hirn etwas fest.

Dieses „Etwas" sind Informationen, Anregungen und Gedanken. Hier entsteht häufig der Wunsch, etwas zu verändern. Den ersten Schritt hast Du bereits mit dem Lesen dieses Buches gemacht. Aber was ist, wenn Du auf der letzten Seite angekommen bist und ich aus Deinem Leben verschwinde? Hörst Du dann auf zu trainieren? Natürlich nicht, denn dann geht es erst richtig los.

Fremdmotivation ist immer nur ein Impulsgeber. Viel größere Bedeutung wird der Eigenmotivation zugeschrieben. Diese ist immer verfügbar und begleitet Dich Dein Leben lang. Vielleicht habe ich Dir durch meine Zeilen einen Impuls gegeben, etwas zu verändern oder was Neues auszuprobieren. Aber die Sache letztendlich durchzuziehen, liegt ganz alleine an Dir selbst. Wie Du das am besten anstellst und welche Tricks es dafür gibt, beschreibe ich Dir nun.

Stelle Dir in Gedanken vor, wie Du in einem Jahr aussehen „wirst". Ich habe bewusst das Wort „wirst" verwendet, damit Du Dir selbst Deine „Verwandlung" einsuggerierst! Ob Du nur ein paar überflüssige Pfunde loswerden oder dicke Muckis haben möchtest, legst Du selbst fest. Auch ein passendes Vorbild kann dazu beitragen, dass Du Dein Ziel dauerhaft verfolgst und erreichst. Wen Du dabei auswählst, entscheidest Du alleine. Dies kann ein Sportler, ein Prominenter oder der Nachbar um die Ecke sein. Hauptsache ist, dass Dich diese Person motiviert an einer gesunden Ernährung und an einem effektiven Training dranzubleiben. Beachte hierbei aber zwei Dinge. Nichts funktioniert von heute auf morgen. Lass Dich nicht demotivieren, wenn es mal Tage gibt, an denen nicht alles nach Plan läuft. Kleine Rückschläge in Form von „schlechten Zeiten", Krankheiten oder Verletzungen gehören dazu wie die Tage, wo man einfach keine Lust auf Höchstleistungen hat. Das ist völlig menschlich. Du bist kein Roboter und nicht programmierbar wie eine Maschine. Halte Dir aber trotzdem Dein Ziel vor Augen!

Meistens sind sogar schwierige Aufgaben besser zu erreichen, da man mehr Energie in sie investieren muss und sich somit richtig Mühe geben muss. Mir hat dabei oft ein Gedanke geholfen. Ich hielt mir stets vor Augen, dass ich meine Vorhaben umsetzen kann, weil es vor mir ja auch schon jemand geschafft hat. Und selbst wenn es vor mir keiner gemacht hat, bin ich halt der erste, der dieses „Projekt" durchsetzt. Mit diesen Gedanken konnte ich mich immer wieder auf das Neue motivieren. Ich bin mir sicher, dass Du das auch kannst. Dein Ziel ist es ja nicht, eine mit Plutonium betriebene Rakete zu entwickeln, sondern auf eine gesunde Ernährung zu achten und Dich mit Sport in eine gute Form zu bringen.

Ein weiterer Punkt, damit Du Deinem Ziel Tag für Tag näherkommst, ist die Belohnung. Ja, Du hast richtig gelesen. Belohne Dich für das Training und die gesunde Ernährung. Du sollst Dir jetzt natürlich keine Tüte Chips und eine Kiste Bier besorgen. Das wäre kontraproduktiv. Damit meine ich was Anderes. Belohne Dich mit guter Musik. Der richtige Rhythmus in Deinen Ohren kann Dich zu Höchstleistungen anspornen. Dabei spielt es keine Rolle, ob Du nun eine Ausdauersportart betreibst oder in Deinen eigenen vier Wänden Deine Bauchmuskeln „vergewaltigst".

Um die Motivation aufrecht zu erhalten, ist fast jedes Mittel recht. Deshalb folgt auch sofort mein nächster Tipp. Leg Dir ein neues Outfit zu. Es ist kein Geheimnis, dass Frauen einen deutlich besseren Blick für Ästhetik besitzen. Wer sich selbst gefällt und sich in seinen Klamotten wohlfühlt, hat auch mehr Spaß am Training. Daher solltest Du Dir ein paar coole Trainingsklamotten besorgen. Wer gerne sein Sportoutfit trägt, wird folglich zur Bewegung animiert. Gestalte Dein Workout abwechslungsreich. Monotone Abläufe werden schnell langweilig. Dies gilt nicht nur für die Übungen, die Du zu Hause durchziehst. Wechsele sämtliche Übungen ab und sei experimentierfreudig. Ziemlich schnell wirst du ein Meister auf dem Gebiet Sport und findest für jedes Workout eine neue Variation.

Auch die Sportarten im Ausdauerbereich kannst du mit einer Belohnung verbinden. Wechsele beim Walken, Laufen oder Radfahren die Strecken möglichst häufig und erforsche neue Gebiete. Oftmals macht man(n)/frau hier neue Entdeckungen und die körperlichen Anstrengungen werden Nebensache. Plane als Highlight einfach mal eine Wanderung an einem anderen Ort. Dies kannst Du alleine, mit Deinem Partner oder einem Freund angehen. Ob du dabei eine Großstadt, einen Berg oder eine Sehenswürdigkeit ins Visier nimmst, entscheidest Du nach Deinen Vorlieben. Dadurch bekommt der Sport einen ganz anderen Stellenwert. Ob Dich andere dadurch als verrückt erklären, spielt doch gar keine Rolle. Wichtig ist, dass es Dir Spaß macht und Du Deinem Ziel näherkommst. Dazu fällt mir noch eine kleine Anekdote aus meinem Leben ein. Ich bildete mir damals ein, die Stadt der Liebe, also Paris, besichtigen zu müssen. Dies wollte ich allerdings zu Fuß gestalten. Ich schnappte mir also meine Turnschuhe und einen Rucksack und ging fast jeden Abend in den Nachbarort zum Einkaufen. Neben dem Training transportierte ich meine gesunden Lebensmittel auf dem Rücken nach Hause und sparte auch noch Benzinkosten. Ein paar Monate später zeltete ich in der Nähe von Paris. Früh morgens sauste ich in die Metropole, stellte mein Auto ab und lief fast 30 km durch die Stadt der Liebe. Es war ein gigantisches Erlebnis. Gigantisch waren allerdings auch die Kosten für das Parkticket, weil ich meine alte Kiste unvorteilhaft abgestellt hatte. Jedenfalls kann auch die Vorfreude auf ein ausgedachtes Projekt eine tolle Motivation sein, um sich langfristig für ein Training zu motivieren.

Halte Deine Erfolge schriftlich fest! Es ist immer wieder ein Ansporn, wenn Du nachlesen kannst, was Du Wochen zuvor geleistet hast. Du kennst bestimmt den Spruch: „Aus den Augen, aus dem Sinn." Dinge, die man nicht mehr sieht, vergisst man schnell.

Setze Dir realistische Ziele, die Du je nach Trainingszustand auch erreichen kannst. Dies könnten beispielsweise angestrebte Laufkilometer oder eine gedachte Anzahl von Kniebeugen sein. Erstelle Dir eine Liste, wo Du Deine Leistungen notierst und bringe diese gut sichtbar in der Wohnung an. So wirst Du jeden Tag an Dein Vorhaben erinnert. Häufig entsteht daraus ein Verlangen, neue Rekorde zu erbringen, was Dich noch mehr in Form bringt. Solltest Du nach einiger Zeit feststellen, dass Du diese Ziele zu leicht erreichst, empfehle ich Dir die Messlatte höher zu hängen. Schließlich möchtest Du Deinen Körper und Deine Muskulatur ja fordern. Dabei spielt es keine Rolle, auf welche Übungen Du Dein Hauptaugenmerk legst. Lediglich Dein Durchhaltevermögen über einen längeren Zeitraum ist gefragt. Was andere darüber denken ist völlig egal, denn es geht keinen was an. Du entscheidest über Dein Trainingspensum selbst, denn Du bist Dein eigener König. Das gleiche gilt übrigens auch für Deine gesunde Ernährung. Vielleicht wirst Du anfangs dafür belächelt, aber bei konsequenter Durchführung wird Dir der Erfolg recht geben.

Punkt 5: Erweitere Deine Rituale

Rituale? Was meint der Typ? Friedenspfeife rauchen wie die alten Indianer? Jawohl, so etwas in der Art meine ich. Jedoch wird diese Pfeife gegen ein Training ausgetauscht. Das Rauchen dieser Lunte galt damals als Besiegelung eines Friedensvertrages. Damit Du Deinen Frieden findest, darfst Du ein Workout genießen. Jeder Mensch lebt von und mit seinen Ritualen. Das fängt schon in der früh an. Nach dem Aufstehen gehen wir meist ins Bad und erledigen dort einige Dinge, auf die ich jetzt nicht näher eingehen werde. Danach ziehen wir uns an und füllen meist unseren Brennstoffkessel. Manche trinken Kaffee oder Tee, andere wiederum genehmigen sich eine Tasse Kakao. Vielleicht werden noch kurz die Emails gecheckt, die nachts hereingeflattert sind, und dann geht es schon ab zum Arbeiten. Mütter bringen in der Regel ihre Liebsten in den Kindergarten und Hausfrauen widmen sich dann ihren Aufgaben. Diese Rituale praktizieren wir jeden Tag. Warum machen wir das so? Die Antwort gibt es nach einer kurzen Werbepause. Jetzt hast Du Zeit für ein paar Ausfallschritte.

Wir praktizieren diese Rituale, weil der Mensch ein Gewohnheitstier ist. Es erleichtert uns den Alltag und erscheint uns angenehm. Lohnt es sich dann nicht, dieses Ritual auszuweiten, wenn wir es sowieso schon täglich praktizieren? Diesen Vorteil musst Du gnadenlos ausschöpfen! Mir kam diese Idee schon vor Jahren, als ich einen neuen Bauchmuskelrekord aufstellen wollte. Ich bildete mir 500.000 Crunches auf dem Stuhl pro Jahr ein. Aber wie sollte ich das angehen? Ich habe ja schließlich auch nur 24 Stunden Zeit am Tag. Daher beschloss ich, etwas früher aufzustehen und damit anzufangen, während der Kaffee durchläuft. Anfangs war es eine kleine Umstellung, denn ich musste ja meine alte Gewohnheit aufgeben. Zuvor saß ich ja meist im Wohnzimmer, hörte Musik und rauchte eine Zigarette, während ich Kaffee in mich hineinschlürfte. Heutzutage sind diese Crunches fester Bestandteil meiner Morgengestaltung. Dieses Workout ist nun ein Ritual geworden. Ich freue mich immer auf mein kleines Aufwärmtraining, sozusagen als Start in den Tag. Ich empfehle Dir für den Anfang leichte Übungen, bis sich Dein Körper daran gewöhnt hat. Notiere Deine Übungen in der Tabelle, die hoffentlich schon bei Dir an der Wand hängt. Dieses Ritual wird Dir helfen in eine sehr gute Form zu kommen.

Punkt 6: Werfe Deine Waage in den Müll

Meiner Meinung nach ist eine Personenwaage genauso vorteilhaft wie ein Geschwür am Ellenbogen. Ihre Funktion ist mir bis heute noch nicht bekannt. Wen interessiert denn schon das eigene Körpergewicht? Du bist doch kein Stück Fleisch beim Metzger, das abgewogen werden muss. Durch eine Waage machst Du Dich nur verrückt und es führt zur Demotivation. Warum das so ist erkläre ich Dir gerne an einem plausiblen Beispiel.

Gehen wir mal davon aus, dass Dich das Trainingsfieber gepackt hat und Du Deinen Reservetank ein wenig entleeren möchtest. Nun gehst Du ins Bad und wiegst Dich. Diesen Wert speicherst Du natürlich in Deinem Kopf ab. Nach ein paar Monaten harten Trainings und gesunder Ernährung betrittst Du nun wieder den Ort der Gewichtsvermessung und stellst erschreckend fest – Hilfe, ich wiege immer noch das gleiche wie vor Monaten! Ist doch klar, dass Dich so ein Erlebnis runterzieht und Du ins Grübeln kommst, ob das alles noch Sinn macht. Während der letzten Monate ist aber was in oder an Deinem Körper geschehen. Du hast beispielsweise 3 Kilogramm Körperfett abgespeckt, dafür aber durch Dein Krafttraining 3 Kilogramm Muskeln zugenommen. Deine Waage kann die Qualität Deiner Körpermasse nicht unterscheiden. Muskeln und Fett sind in ihrer Dichte nahezu gleich. Viel mehr empfehle ich Dir, Deine Augen zu benutzen. Mache lieber ein Foto von Dir und dann vergleichst Du dieses in ein paar Monaten. Hier kannst Du deutlich Rückschlüsse auf Deine Verwandlung machen.

Du hast bereits schon gelernt, dass man bei einer reinen Diät fast nur Muskelmasse verliert. Was bringt es Dir, wenn das Gewicht auf der Waage nach unten geht, Du Dich aber müde und schlapp fühlst? Selbst habe ich auch schon einen Versuch gestartet. Nach zwei anstrengenden Tagen in den Bergen kam ich nach Hause wog 78 Kg. Klar, ich war ja zwei Tage gelaufen, hatte wenig zu essen dabei und die Getränke waren auch begrenzt. Nach dem Duschen folgte erst mal ein römisches Gelage. Ich füllte meinen Hochofen mit einem Topf Nudeln und Salat. Dazu gab es eine Flasche Wasser und eine Dose Nüsse. Plötzlich wog ich fast 3 Kg mehr. Hat diese Anzeige auf dem Display jetzt noch was mit der Realität zu tun? Meine Waage ist mittlerweile schon lange in der Mülltonne gelandet und das empfehle ich Dir auch. Hierdurch machst Du Dich nur verrückt. Schenke einer Ziffer auf dem Display keine Bedeutung. Es reicht, wenn Du Dich zur Kontrolle gelegentlich mal bei einem Bekannten auf die Waage stellst. Versuche vielmehr durch eine gesunde Ernährung und ein effektives Training einen sportlichen, gesunden Körper zu bekommen.

Punkt 7: Arbeite auf eine Challenge hin

Eine Challenge ist ein wunderbares Mittel, um langfristig motiviert zu bleiben. Wen Du Dir erst einmal ein Ziel in den Kopf gesetzt hat, wirst Du auch alles machen, um es zu erreichen. Auch hier beginnt die längste Reise mit dem ersten Schritt.

Beginne mit einer realistischen Herausforderung, die Du auch erreichen kannst. Wen Du noch nie Sport getrieben hast, ist es unwahrscheinlich, dass Du in kürzester Zeit einen Marathon laufen wirst. Vorhaben, die nicht in die Tat umgesetzt werden können, führen schnell zur Demotivation. Daher soll-test Du mit einer kleinen Aufgabe beginnen. Mit zunehmendem Training wirst Du besser und kannst den Schwierigkeitsgrad erhöhen. Eine Challenge kannst Du im Ausdauersport, sowie im Kraftsport durchführen. Du kannst Deinen Vorlieben freien Lauf lassen. Ob Du nun beim Schwimmen eine bestimmte Anzahl von Bahnen bewältigen möchtest oder Du beim Wandsitzen gegen die Uhr kämpfst, spielt dabei keine Rolle. Halte Dir lediglich ein Ziel vor Augen und arbeite daran, es zu erreichen. Eine gedachte Herausforderung oder der Wunsch, eine sportliche Leistung zu erzielen, kostet Dich keinen Cent. Du kannst dieses Vorhaben mit Dir alleine ausmachen oder mit Freunden einen kleinen Wettkampf bestreiten. Wenn sich erst einmal dieser Gedanke in Deinem Kopf festgesetzt hat, wirst Du alles daransetzen, diesen umzusetzen.

Damit Du Dein Ziel auch verwirklichen kannst, möchte ich Dir gerne eine Hilfestellung geben. Die richtige Vorgehensweise spielt hier eine wichtige Rolle. Das versuche ich Dir nun genau zu erklären. Als Beispiel dient die Übung „Unterarmstütz". Nehmen wir mal an, Du möchtest diese Übung 3 Minuten lang durchhalten. Du beginnst in der ersten Woche mit 30 Sekunden. Jeweils am Montag, Dienstag, Donnerstag und Samstag wirfst Du Dich auf den Boden und kämpfst gegen die Zeit. Die Tage Mittwoch, Freitag und Sonntag hältst Du Dir als Ruhetage frei. Deine Bauchmuskeln brauchen ja schließlich auch mal Erholung, um zu wachsen. An den freien Tagen hast Du ja die Möglichkeit, eine andere Übung auszuprobieren.

In der zweiten Woche erhöhst Du nun die Zeit auf 45 Sekunden. Auch hier hältst Du wieder die Trainingstage und die freien Tage ein. Übertreibe es am Anfang nicht, denn Dein Körper muss sich erst an die zunehmende Belastung gewöhnen. In der dritten Woche darfst Du nämlich schon 60 Sekunden die Stellung halten. Natürlich wird es mit jeder Woche schwieriger, aber Du wirst ja auch durch das Training zunehmend stärker. Nach 10 Wochen erreichst Du die magischen 3 Minuten. So kannst Du über einen Zeitraum von vielen Tagen Deine Motivation aufrechterhalten. Hierbei handelt es sich lediglich nur um ein Beispiel. Du kannst so eine Challenge natürlich auf jede beliebige Übung übertragen.

Punkt 8: Bring Abwechslung in Dein Training

Nichts ist schlimmer als monotone Abläufe. Daraus entsteht meist Langeweile. Wenn Du beim Arbeiten immer wieder die gleichen Aufgaben ausführen darfst, schaltest Du schnell ab. Aber warum machst Du es dann trotzdem? Hier besteht die Notwendigkeit des Geldverdienens, welches Du zum Überleben brauchst. Benötigst Du ein effektives Workout, um Dein Leben zu bestreiten? Die Antwort ist nein! Daher wirst Du bei Langeweile das Training einstellen. Sorge also dafür, dass Du durch die Auswahl der Übungen für Abwechslung sorgst. So kannst Du immer wieder neue Impulse setzen. Ich möchte am Rande auch noch erwähnen, dass es Dir nicht viel bringt, wenn Du jeden Tag Deinen Oberkörper trainierst und Deine Beine vernachlässigst. Neben einem monotonen Training wirst Du zwar im oberen Bereich eine Muskulatur aufbauen, Dich jedoch auf Zahnstocherbeinen bewegen. Wechsle daher zwischen Oberkörper- und Beintraining ab. Es gibt aber noch einen weiteren Grund, die Übungen zu variieren. Nicht nur Deinem Geist wird schnell langweilig, auch

Deiner Muskulatur. Dein Körper ist sehr anpassungsfähig. Trainingsabläufe wirst Du schnell erlernen und Deine Muskulatur gewöhnt sich an die neue Belastung. Nach ein paar Wochen ist nun auch für Deinen Körper das Workout zum Alltag geworden und die Stimulation zum Muskelwachstum bleibt aus. Ist ja auch irgendwie verständlich. Wenn Du Dir jeden Tag den gleichen Film im Fernsehen anschaust, wird das echt öde und Dein Gehirn wird nicht mehr gefordert. Das trifft auch für Dein Workout zu. Ich habe ein paar Freunde, die seit Jahren im Fitnessstudio trainieren. Sie sind teilweise 10 bis 20 Jahre jünger als meine Wenigkeit. Obwohl sie wie ein junger Baum noch voll im „Saft stehen" ist bei ihnen kaum ein Fortschritt zu beobachten. Ein Grund dafür ist das nicht vorhandene Trainingskonzept. Fast jeden Tag führen sie die gleichen Übungen aus, vergessen das Beintraining und gönnen dem Körper keine Ruhepausen.

Denke bitte daran, dass Dein Körper zum Muskelaufbau das Hormon Testosteron benötigt. Dieses wird vor allem durch das Beintraining gefördert. Des Weiteren wächst die Muskulatur nur im Ruhezustand. Daher benötigst Du neben einer ausgewogenen Ernährung auch Pausen, wo sich Dein Körper regenerieren kann. Dass die Übungen unterschiedlich Spaß machen, ist so sicher wie das Amen in der Kirche. Das ist mir selbst auch bekannt. Ich liebe Klimmzüge und Beintraining. Wenn ich jedoch an Liegestütze denke, stellen sich bei mir die Haare auf. Aber es ist nun mal eine sehr effektive Übung, um die Brust, Schultern und Arme zu trainieren. Daher versuche ich die Liegestütze abwechselnd ins Workout mit einzubeziehen. Nach drei Sätzen einer Lieblingsübung werfe ich mich auf den Boden und absolviere die ungeliebten Liegestütze. Als Belohnung folgt danach wieder ein Workout, welches mir gefällt und leicht von der Hand geht. Du wirst selber bemerken, dass Du beim Trainieren Vorlieben entwickelst.

Trotzdem solltest Du auch die unangenehmen Übungen mit einbeziehen. Diese haben auch ihre Berechtigung und bringen Dich weiter. Manchmal ist es sogar der Fall, dass die „gehassten Variationen" zu einem „Lieblingsspielzeug" werden.

Eine andere Möglichkeit, das Workout abwechslungsreich zu gestalten, ist das Ganzkörpertraining. Versuche nach einem Ruhetag einfach mal von jeder Übung, die Dir bekannt ist, einen Satz zu absolvieren. Dadurch wird Dein kompletter Organismus gefordert und Dein Reservetank muss richtig bluten. Selbst wenn Du in einem Fitnesstempel Mitglied bist, kannst Du diese Methode einmal ausprobieren. Gehe dazu an jedes Gerät, welches Du normalerweise meidest. Am nächsten Tag wirst Du Dich wundern, welche Muskeln sich alle zu Wort melden. Bringe stets Abwechslung in Dein Training. Du wirst viel Freude und Motivation aufbauen und dadurch einen kräftigen, gesunden Körper bekommen.

Punkt 9: Mach Dich für eine Veränderung bereit

Eine Arbeitskollegin sagte einmal folgenden Satz zu mir: „Nichts ist beständiger als der Wandel." Dieses Zitat hast Du bestimmt auch irgendwo schon einmal gehört oder gelesen. Wenn Du über diesen Satz einmal nachdenkst, wirst Du darin eine Wahrheit finden. Du veränderst Dich Dein Leben lang. Deine Interessen ändern sich, Du siehst irgendwann anders aus wie vor ein paar Jahren, vielleicht hast Du sogar Deinen Freundeskreis gewechselt oder einen neuen Partner. Dieser

Wandel ist immer gegenwärtig. Er kann bewusst durch Dein eigenes Tun oder unbewusst durch äußere Einflüsse stattfinden. Dies gilt auch für das Erlangen eines gesunden, kräftigen Körpers. Auch hier hat ein Wandel stattgefunden, sonst würdest Du ja jetzt nicht diese Zeilen lesen. Du hast Dich bewusst dazu entschieden, etwas zu verändern.

Es ist nicht relevant, ob Du nun eine Ausdauermaschine, ein Muskelberg oder einfach ein paar Kilogramm leichter werden möchtest. Fakt ist, dass eine Veränderung ansteht. Da dieser Wunsch aktiv von Dir ausgeht, hast Du die Verantwortung und Verwandlung in der eigenen Hand. Dein Erfolg hängt somit von Dir selber ab. Freue Dich auf Dein Vorhaben, genieße die Veränderung und lasse Dich auf das „Abenteuer Training" ein. Du hast nichts zu verlieren und kannst dabei nur gewinnen. Es kostet Dir auch kein Geld. Eine ausgewogene, gesunde Kost ist nicht teurer als Fertigprodukte, die mit gesättigten Fetten vollgepumpt sind. Die Workouts in den eigenen vier Wänden kosten Dich auch keinen müden Cent. Du musst nicht mal viel Zeit investieren, denn viele Übungen kannst Du in Deinem Alltag problemlos unterbringen. Dennoch solltest Du einige Dinge beachten, damit Du Dir nicht selber Steine in den Weg legst.

Schaffe Dir einen „Lieblingsplatz" in Deiner Wohnung. Dieser sollte leicht zugänglich sein und über genügend Platz verfügen, damit Du Dein Training ordentlich ausüben kannst. Wenn Du in einer Bude lebst, die so vollgestopft ist, dass Du Dich kaum noch bewegen kannst, gestaltet sich ein Workout als außerordentlich schwierig. Das hier die Motivation nicht zwingend steigt, versteht sich von selbst. Ein freier Platz, gepaart mit guter Musik lädt deutlich mehr zum Training ein.

Jetzt komme ich zu einem ganz wichtigen Punkt. Dazu muss ich erst einmal tief Luft holen, denn der nächste Absatz ist äußerst relevant. Ich würde sogar behaupten, dass dieser Punkt über Sieg und Niederlage entscheiden kann.

Jegliche Veränderung die Du durch das Training erreichst, erfolgt in kleinen Schritten. Eine ausgeprägte Muskulatur oder eine enorme Ausdauer bekommst Du nicht von einem auf den anderen Tag. Dieser Wandel wird langsam und schleichend stattfinden. Das sollte Dir auf alle Fälle bewusst sein. Dies gilt auch für die Veränderung in Deinem Leben. Fange mit kleinen Schritten an, die Dich nicht aus dem Konzept bringen. Brutale Umbrüche sind zum Scheitern verurteilt. Hier gebe ich Dir ein Beispiel, welches Du auch auf Dein Leben ummünzen kannst. Der Asteroideneinschlag vor ein paar Millionen Jahren war ein brutaler Umbruch. Dieses Ereignis löschte in kürzester Zeit das Leben der Dinosaurier aus. Eine kleine Klimaerwärmung hingegen erscheint uns nicht als große Bedrohung, da sie nur langsam stattfindet. Für Deine Veränderung im Alltagsleben bedeutet das folgendes: Wenn Du ein Mensch bist, der gerne Fernsehen schaut und dabei Süßigkeiten genießt, beginne langsam, aber stetig mit dem Wandel. Strohfeuer brennen kurz! Wie Du bereits schon weißt, ist der Mensch ein „Gewohnheitstier". Diese Gewohnheiten knallhart zu brechen, machen keinen Sinn. Plötzlich ohne dieses Medium oder die süßen Belohnungen auszukommen, wäre wie ein Asteroideneinschlag. Gehe vielmehr langsam zu einer gesunden Ernährung über und halte die Workouts anfangs vor dem Flimmerkasten ab! Dieser Übergang gleicht einer leichten Klimaerwärmung. Mit zunehmendem Training wirst Du einen Erfolg verbuchen. Nach und nach wirst Du Dich mehr auf Dein Workout konzentrieren. Du kommst an den Punkt, wo Dich das Gelabere im Fernsehen sogar nervt. Versuche nicht mit der Brechstange etwas zu erzwingen. Lass Dir Zeit und bereite Dich auf eine Veränderung vor. Als Baby bist Du auch über den Boden gekrabbelt und hast mit kleinen Rückschlägen den

aufrechten Gang gelernt. Heute läufst Du ohne Nachzudenken durch das Leben. So wird das mit Deiner „Verwandlung"
auch geschehen. Beachte diese Ratschläge und Du hast die
besten Voraussetzungen, um ein effektives Training im Alltag
durchzusetzen und zu halten.

2. Der wichtigste „Muskel" - Dein Gehirn

Stell Dir einmal vor, Du würdest nur mit einem Fallschirm bewaffnet aus einem Flugzeug springen und mitten im Urwald landen. Die Chancen, dass Du dort überlebst, wären äußerst gering, wenn nicht sogar unmöglich. Selbst mit den stärksten Muskeln könntest Du in dieser Welt nicht viel ausrichten, wenn Dir die entsprechenden Informationen in Deiner „Schaltzentrale" fehlen. Hättest Du Dir jedoch im Vorfeld ein paar Überlebenstechniken und oder das notwendige Wissen angeeignet, sähen Deine Chancen deutlich besser aus.

Um einen gesunden, sportlichen Körper zu bekommen und diesen auch dauerhaft zu halten, benötigst Du auch „Überlebenstechniken". Ohne ein fundiertes Wissen wirst Du jetzt nicht vor die Hunde gehen, aber es wird wesentlich schwieriger oder gar unmöglich sein, dass Du Dein Ziel erreichst. In diesem Kapitel möchte ich Dich nochmals motivieren und auf ein paar Dinge hinweisen, die Du beachten solltest. Einige Informationen hast Du bereits schon gelesen. Teilweise werde ich diese erneut aufgreifen, damit Du sie nochmal durch Deinen Kopf rattern lässt. Sie sind wichtig und tragen entscheidend dazu bei, dass Deine „Veränderung" von Erfolg gekrönt ist.

Dein körperliches Erscheinungsbild hängt von drei wichtigen Faktoren ab: Genetik, körperliche Aktivität und Ernährung.

Die Genetik habe ich Dir zu Beginn dieses Buches vorgestellt. Jeder Mensch ist der Typ aus einem leptosomen, pyknischen und athletischen Teil. Diese Verteilung übernimmt Mutter Natur. Daran kannst Du auch nichts ändern und das musst Du so hinnehmen. Welcher Teil bei Dir mehr oder weniger ausgeprägt ist, weißt Du sicherlich selbst am besten. Ich möchte Dich hier klar drauf hinweisen, dass es keine schlechte und gute Verteilung gibt. Jede Genetik hat ihre Vor- und Nachteile. Es kommt darauf an, was Du daraus machst. Dazu möchte ich Dir ein Beispiel geben. Auf Deinem Küchentisch stehen drei Schalen. Diese füllst Du nun mit den Getreidesorten Hafer, Weizen und Dinkel. Hier verteilst Du nun nach Lust und Laune, achtest aber darauf, dass in jeder Schale alle drei Sorten vertreten sind. Jetzt hast Du eine bunte Mischung „Genetik" in jedem Gefäß und jede ist einzigartig. Aus allen drei Rohprodukten kannst Du nun etwas Gesundes mit einem eigenen Charakter herstellen, wenn Du das Wissen dafür besitzt. Die Betonung liegt auf dem Wort „Wissen"! Hast Du Dich vorher nicht schlau gemacht und versaust das Rohprodukt mit schädlichen Zusatzstoffen, kannst Du das Endprodukt in die Tonne werfen und alle Mühe war umsonst.

Deine Genetik ist vorbestimmt, aber aus jeder Mischung kannst Du etwas Tolles zaubern. Mit dem richtigen Wissen habe ich es geschafft, dem „Windhund" mehrere Kilogramm Muskeln zu verpassen. Wenn das bei mir geklappt hat, dann funktioniert das bei Dir auch, denn ich bin auch nur eine „Mischung aus verschiedenen Getreidesorten". Da Deine Gene nun mal feststehen und es da nichts zu rütteln gibt, haken wir diesen Punkt auch gleich mal ab. Es bringt nämlich nichts über Dinge nachzudenken, die man(n)/frau sowieso nicht ändern kann. Das würde einen Stillstand bedeuten und Du willst ja etwas bewegen. Daher widmen wir uns gleich mal dem zweiten Faktor - der körperlichen Aktivität.

Wie weit Du Dich an dieser Bewegung beteiligst, hängt von Dir selber ab. Hier können wir Mutter Natur nichts in die Schuhe schieben. Dass sportliche Unternehmungen Deinem Körper guttun, steht außer Frage. Allein durch die Aktivierung Deiner Muskulatur verbrennst Du Kalorien. Dies hilft Dir in Form zu kommen, beziehungsweise zu bleiben. Ausdauertraining eignet sich hier hervorragend und fördert zudem noch Dein Herz- und Kreislaufsystem. Krafttraining lässt Deine Muskulatur wachsen. Diese wiederum benötigt Energie. Wie Du selbst erkennen kannst, ist dies ein sehr genialer Kreislauf. Für Dich gilt es nur, auf den Zug aufzuspringen und mitzumachen. Dadurch hast Du schon einen sehr großen Schritt in Richtung Erfolg gemacht. Auch dieses Thema brauchen wir nicht mehr großartig besprechen, schließlich handeln ja die vorausgegangenen Kapitel davon. Hervorragend, denn nun bleibt mehr Zeit für den dritten Faktor – die Ernährung.

Das Thema Nahrung begleitet Dich den ganzen Tag und das ein Leben lang. Schließlich brauchst Du immer wieder Energienachschub, damit Dein Kraftwerk funktioniert. Dein Körper verbrennt diese Kalorien in seinem Brennkessel. Dadurch entsteht der „Strom", der Dich antreibt. Aber welche Nahrungsmittel eigenen sich am besten, damit Du über ausreichend Energie verfügst? Gibt es Nebenwirkungen? Wo liegen die Vor- und Nachteile?

Vor vielen Jahren sah ich eine Reportage im Fernsehen. Ich muss so um die 26 Lenze alt gewesen sein. Nun, schon eine Weile her, aber ich kann mich noch sehr gut an diese Dokumentation erinnern. Diese handelte von Athleten, die ihr Leben dem Bodybuilding widmeten. Ich saß fasziniert vor der Flimmerkiste und saugte die Informationen auf. Eine Frau berichtete, dass ihr Erfolg zu 50 Prozent von der richtigen Ernährung abhängt. Genetik und effektives Training machen die andere Hälfte aus. Ich wunderte mich, denn bis dato hatte ich mir nicht übermäßig Gedanken über Lebensmittel gemacht. Ich trainierte zwar hart, stopfte mir aber alles in den Mund, was ich im Kühlschrank finden konnte, obwohl ich das Grundwissen über die gesunde Ernährung besaß. War das wirklich so einfach? Ist die richtige Ernährung schon die halbe Miete für einen durchtrainierten Körper? Darüber musste ich mehr erfahren. Ich fing an, mir Informationen über die Ernährung zu verschaffen. Dafür radelte ich öfters zu einem großen Buchladen in der Innenstadt. Dieser war mit einer Sitzecke versehen. Perfekt um sich auszuruhen und gleichzeitig die Werke durchzulesen, ohne dafür bezahlen zu müssen. Ich fing an, die Buchstaben förmlich aus den Büchern zu saugen. Es war nicht nur der Grund, dass ich fit aussehen wollte, sondern auch weil es anfing, richtig Spaß zu machen. Und wenn etwas Spaß macht, dann gibt man sich bekanntlich Mühe. Innerhalb von ein paar Monaten kannte ich bald sämtliche Nahrungsmittel und deren Nährwertangaben auswendig. Obwohl ich mich wirklich schlau über die Nahrung gemacht hatte, schenkte ich ihr dennoch wenig Bedeutung und konzentrierte mich mehr auf das Training und meine Übungen. Erst ein paar Jahre später machte ich eine Feststellung. Trotz meiner intensiven und sportlichen Selbstversuche war ich an einem Limit angelangt. Es wollte einfach nichts richtig vorangehen und auch körperlich war keine Veränderung mehr zu beobachten. Im Nachhinein weiß ich heute, dass es an einer falschen Ernährung lag. Ich trank am Abend mit meinen Freunden ein paar „Bierchen", stillte meinen Hunger mit irgendwelchen Dingen, wie Chips und Fastfood, die meinen Magen füllten. Mein Organismus war hauptsächlich damit beschäftigt, diese ungesunde Nahrung und die „Bierchen" zu verwerten, und hatte gar keine Kraft mehr für den Muskelaufbau, geschweige den Fettabbau in Angriff zu nehmen. Dies sollte sich im Alter von 30 Jahren ändern. Ich beschloss einen Selbstversuch, der mich lediglich ein wenig Aufmerksamkeit und Disziplin kostete. Ich wollte unbedingt wissen, ob die richtige Ernährung so einen großen Einfluss auf die körperliche Fitness hatte. Nach dem ersten Einkauf befanden sich nur noch gesunde Nahrungsmittel in meiner Wohnung. Das Bier hatte ich gegen Mineralwasser ausgetauscht. Anstatt eine Pizza auf das Backblech zu knallen, durfte es sich nun eine Backform mit Gemüse im Ofen gemütlich machen. Meine „Pausensnacks" wie Leberkäsesemmel ersetzte ich durch Vollkornbrötchen oder Obst. Die Fastfood Ketten besuchte ich nur noch, um dort auf die Toilette zu gehen. Ich bevorzugte es nun, mir zu Hause ein ordentliches Steak mit Vollkornreis zuzubereiten. Die Tüte Fruchtgummi ersetzte ich durch einen Quark mit Früchten. Nach ein paar Monaten konnte ich schon die erste Feststellung machen.

Es ist unglaublich, wie schnell sich Dein Organismus an eine gesunde Ernährung gewöhnt. Die Geschmacksrezeptoren in Deinem Mund werden so sensibel, dass Du nach kurzer Zeit die salzhaltigen Fertigprodukte kaum noch essen kannst. Innerhalb von zwei Jahren verlor ich ein Drittel von meinem Körperfettanteil. Dafür musste ich nicht mal härter trainieren. Mein Training blieb gleich. Ich musste sogar feststellen, dass ich für meine gesunde Ernährung weniger Geld benötigte als für den ungesunden Mist. Heute mit über 40 Jahren bin ich vollkommen davon überzeugt, dass die Fitnessdame von damals zu 100 Prozent recht hatte.

Gesunde Ernährung ist wirklich die halbe Miete dafür, damit Dein Geist in einem durchtrainierten Körper wohnen kann. Die Redensart „Du bist, was Du isst" trifft hier den Nagel auf den Kopf. Wenn es also Dein Wunsch ist, einen gesunden, durchtrainierten Körper zu bekommen oder langfristig zu erhalten, dann wird es Zeit, dass Du das in die Realität umsetzt. Wünsche alleine reichen hier nicht aus. Du solltest hier Entschlossenheit zeigen.

Eine ausgewogene, gesunde Ernährung ist kein Hexenwerk. Häufig habe ich schon gehört, dass das gesunde Zeug nicht schmeckt und viel Arbeit macht. Das sind aber nur Märchen, die hinten und vorne nicht stimmen. Wenn Du an dieser Seite angekommen bist, ist es Zeit etwas zu verändern und die Dinge selbst in die Hand zu nehmen. Deine Genetik kannst Du nicht verändern und die sportlichen Übungen hast Du bereits auch schon verinnerlicht. Nun ist es Deine Aufgabe, sich auf die gesunde Ernährung zu stürzen.

Hier gebe ich Dir noch ein paar wichtige Grundinformationen. Gehe nicht wahllos einkaufen! Mache Dir im Vorfeld Gedanken, was Du alles benötigst, und schreibe es Dir notfalls auf. Alles, was Du mit nach Hause bringst, wird auch zwangsläufig in Deinem Magen landen. Die Verkaufsindustrie arbeitet mit allen Tricks. Da ist es sowieso schon schwer genug, zu widerstehen. Durch Prospekte und Werbung im Fernsehen wirst Du permanent mit vermeidlichen Kostbarkeiten bombardiert. Das macht die Lebensmittelindustrie bestimmt nicht, weil sie Dich so gernhat. Sie möchte an Dein schwer verdientes Geld und dafür erhältst Du Dinge, welche Du nicht benötigst. Schau Dir mal ganz konzentriert die Werbung an und entscheide anschließend, ob Du das wirklich zum Leben brauchst. Genau das gleiche verfolgt ein Supermarkt, in dem Du täglich einkaufen gehst. Versuche daher aufzuschreiben, welche Nahrungsmittel Du benötigst, und halte Dich daran.

Der perfekte Einkauf ist schon ein großer Schritt zum perfekten Körper. Falls Du Kinder Dein Eigen nennst, die vor der Kasse immer nach Süßigkeiten betteln, versuche Deinen Einkauf alleine zu bestreiten. Sind diese Dickmacher erst einmal in Deinem Einkaufswagen, werden sie nicht lange dort bleiben. Auch ein Partner, der einer gesunde Ernährung skeptisch gegenübersteht, ist Dir beim Einkaufen keine Hilfe. Mache die Besorgungen auch hier alleine und stelle ihn vor vollendete Tatsachen. Du hast ja schließlich ein Ziel im Auge.

Merke Dir, dass gesunde Kost sehr gut schmeckt. Nur haben manche Menschen diesen Geschmack verloren, da sie sich täglich einen „Snack to go" reinziehen. Nimm Dir für Deinen Einkauf Zeit. Wenn Du unter Stress einkaufst, neigst Du schnell dazu, ein sinnloses Produkt in Deinen Wagen zu legen. Achte bewusst auf die Rückseite der Verpackungen. Es kommt nicht auf den Hersteller an und auch nicht auf das Titelbild des Produktes. Entscheidend sind die Nährwertangaben, die Deine Mahlzeit beinhaltet. Fünfzig Prozent Deiner Fitness erreichst Du schon durch die richtige Auswahl der Lebensmittel. Lass Dich nicht von Sonderangeboten beeindrucken. Du hast nichts gewonnen, wenn Du ein Nahrungsmittel günstig kaufen kannst, das Du nicht benötigst. Da ist selbst der kleinste Betrag ein Verlust. Halte Abstand von „Light" Produkten, denn sie enthalten künstliche Zusatzstoffe. Auf Fruchtgummi kannst Du häufig „Null Fett" lesen. Dafür sind aber fast 80 Prozent Kohlenhydrate in Form von Zucker drin, die Deinen Insulinspiegel schlagartig nach oben sausen lassen. Auch deren Kaloriengehalt ist sehr hoch.

Du solltest Dich auch nicht hungrig auf den Weg zum Discounter machen, weil Du dadurch nicht mehr klar denken kannst und einkaufst wie ein Weltmeister. Zu Hause kommt dann meist die Ernüchterung. Wenn Du Dir bei einem Nahrungsmittel unsicher bist, dann lasse dieses lieber im Laden liegen. Es wird Dir nicht davonlaufen. Es ist mir leider nicht möglich, alle Lebensmittel aufzuzählen, die Deinem Organismus guttun und auf deren Inhaltsstoffe einzugehen. Das Buch würde so schwer werden, dass man zum Transportieren einen Gabelstapler benötigte. Zudem weiß ich ja auch nicht alles und lerne jeden Tag dazu. Im Moment lerne ich, dass Quark mit einem Löffel Honig sehr gut schmeckt, aber dadurch meine Tastatur am Laptop verklebt. Aber das ist jetzt ein anderes Thema.

Um Dich selbst auf eine kerngesunde, abwechslungsreiche Ernährung zu schulen, solltest Du die Eigeninitiative ergreifen. In Büchern oder im Internet kannst Du jedes Lebensmittel genau untersuchen. Bestimmt gibt es auch schon eine App für Dein Handy, die Dir wichtige Informationen über Nährwertangaben vermittelt. Gerade für die jüngere Generation ist ein Leben ohne Handy kaum noch vorstellbar. Wenn Du schon so ein Hightech-Gerät besitzt, dann nutze es für sinnvolle Infos über Dein Fresserchen, denn hier beginnt schon ein ganz wichtiger Schritt für Deinen trainierten Körper. Für die Generation des mittleren Alters, die weniger am Handy anzutreffen sind, hierzu zähle ich mich, möchte ich noch gerne ein paar Lebensmittel in schriftlicher Form aufzählen. Diese sollten nach der Jagd im Einkaufsparadies vorwiegend in Deiner Tasche stecken.

Beginnen möchte ich mit dem Gemüse. Hier kannst Du so ziemlich alle Arten in Deine Einkaufstüten stecken, die Dir begegnen. Jede Form von Gemüse beinhaltet Vitamine und Mineralstoffe. Je bunter die Zusammenstellung, desto besser. Auch bei Obst kannst Du nicht viel falsch machen. Wenn du Lust auf was Süßes hast, eignet sich ein Apfel mit Fruchtzucker erheblich besser als Schokolade, die mit Industriezucker vollgestopft ist. Vollkornprodukte sind meiner Meinung nach eine sehr gute Wahl. Sie enthalten viele langkettige Kohlenhydrate, sättigen gut und geben Dir eine Menge Energie. Dies gilt nicht nur für Backwaren, sondern auch für Vollkornreis, Vollkornnudeln, Quinoa und Müsli. Proteinreiche Nahrung ist für Deinen Organismus lebensnotwendig. Dein Körper kann dieses Eiweiß nicht selbstständig produzieren. Hierfür eignen sich mageres Rindfleisch und Pute. Wer gerne mal auf Tiere verzichten möchte, kann seinen Proteinhaushalt mit Tofu decken. Sojabohnen sind bis zum Anschlag mit Eiweiß gefüllt. Fisch sollte auf keinem Einkaufszettel fehlen. Er beinhaltet die lebenswichtigen Omega 3 und Omega 6 Fettsäuren. Selbstverständlich meine ich hier den unpanierten Grätenflosser. Die panierte Variation hat nichts mit der gesunden Ernährung zu tun. Das gleiche gilt für Produkte mit gesättigten Fettsäuren.

Es ist wirklich ein Segen für die Menschheit, dass auf der Rückseite einer Produktverpackung Nährwertangaben angegeben werden müssen. Hier kannst Du sofort einige wichtige Information ergattern. Zuerst wird der Fettanteil angegeben. Darunter steht der Anteil der gesättigten Fettsäuren. Ist dieser Wert hoch, leg es zurück ins Regal und hoffe, dass das Mindesthaltbarkeitsdatum bald abgelaufen ist. Dann wird es nämlich aus dem Verkehr gezogen. Wie der Name schon sagt, es handelt sich um gesättigte Fettsäuren, sie sind also schon satt und können nichts mehr aufnehmen. Sie sind in Margarine und häufig in Fertigprodukten enthalten.

Fette sind lebensnotwendig, aber Du benötigst die einfach und mehrfach ungesättigten Säuren. Gesunde Fette zum Kochen findest Du in Ölen aus Oliven und Leinsamen. Für die gesunde Knabberei empfehle ich Dir Pistazien oder Walnüsse. Um die panierten Erdnüsse darfst Du einen großen Bogen machen.

Neben dem ganzen Zeug, dass Du erst mal zerkauen musst, sollte aber auch was Flüssiges auf Deiner Einkaufsliste stehen. Hier stelle ich Dir gleich am Anfang den Testsieger vor. Meine Damen und Herren, ich präsentiere Ihnen das Wasser! Wenn Du gerne Wasser mit Kohlensäure trinkst, dann nimm bei jedem Einkauf eine Kiste mit. Bevorzugst Du eher das stille Element, kostet es Dich fast kein Geld und kein Kisten Schleppen. Leitungswasser ist eines der saubersten Getränke in unserem Land. Dafür sorgt die Verordnung des Trinkwassers. Diese wirst Du bei Mineralwasser vergeblich suchen. Auch Tee eignet sich bestens um den Flüssigkeitshaushalt im grünen Bereich zu halten. Gerade nach sportlichen Aktivitäten benötigst Du viel flüssige Substanz. Achte besonders bei Getränken auf den Kaloriengehalt. In einer Flasche Limonade sind schnell mal 500 Kalorien versteckt. Die Folgen kennst Du bereits. Auch bei alkoholischen Getränken ist ein Zügeln nicht verkehrt. Dass neben viel Energie der Alkohol in Acetat umgewandelt wird, der sämtliche Vorgänge in Deinem Körper blockiert, weißt Du bereits auch schon.

Schalte also beim Einkaufen den wichtigsten „Muskel" - Dein Gehirn - ein und Du erledigst dort schon einen Großteil Deines Workouts. Eine abwechslungsreiche, ausgewogene Ernährung gepaart mit einem effektiven Workout bringen auch Dich in eine Topform.

3. Die Regeln bestimmst Du selbst!

Jede Person ist in seiner Denkweise, seinem Charakter und Aussehen einzigartig. Dass der Mensch zum größten Wunderwerk der Natur zählt, steht außer Frage. Dazu gehörst auch Du! Wir sind im Stande, unglaubliches zu leisten. Dies hat uns die Vergangenheit schon oft gezeigt. Dennoch funktionieren wir nicht immer wie ein Uhrwerk. Unsere Leistungen sind von der jeweiligen Tagesform abhängig und kein Tag verläuft wie der andere. Eine Maschine hingegen verrichtet pausenlos mit gleichbleibender Qualität ihre Arbeit, bis ein Bauteil seinen Geist aufgibt. Wird so ein Gerät nun dauerhaft mit maximaler Leistung belastet und schenkt man ihm keine Pflege in Form von Wartung, verkürzt sich dessen Lebensdauer enorm. Auch wenn wir Menschen keine Maschinen sind, lässt sich hier jedoch eine Parallele ziehen. Im Alltag sollen wir häufig wie ein Roboter funktionieren, der eine gleichbleibend gute Leistung verspricht. Das beginnt schon in der Schule und weitet sich auf das Arbeitsleben aus. Als Kinder werden wir schon darauf getrimmt, dass nur die „Besten" weiterkommen. Dieser Drill setzt sich im Berufsleben fort. Wer hier nicht die gewünschte Leistung erbringt, darf sich zügig aus einem Unternehmen verabschieden. Um dies zu vermeiden, sind wir stets bemüht, Leistung zu zeigen. Unsere investierte Zeit und Bemühungen werden anschließend mit einer finanziellen Spritze belohnt. In diesem Kreislauf werden sich die meisten Menschen in ihrem Leben einmal bewegen. Diesen Weg haben wir aber nicht freiwillig eingeschlagen. Wir müssen diesem Kreislauf folgen, da wir ja schließlich überleben wollen.

Ganz anders sieht es mit den sportlichen Aktivitäten aus. Hier „zwingt" Dich keiner dazu. Das machst Du freiwillig, weil Du etwas erreichen möchtest. Hier steht ein durchtrainierter, schöner Körper im Vordergrund. Er ist nicht dringend notwendig zum Überleben, jedoch wünschst Du Dir diesen. Darin liegt in erster Linie Deine Motivation für die körperlichen Strapazen und die gesunde Ernährung begründet. Du bekommst für das harte Workout keinen müden Cent. Du folgst lediglich einer Idee oder Vorstellung, die Du Dir in Deinem Kopf zurechtgelegt hast. Hierdurch entstehen gleich mehrere Vorteile. Während Du beim Geldverdienen stets den Anforderungen eines Vorgesetzten entsprechen sollst, absolvierst Du ein Training nur für Dich. Ja, lese diesen Satz nochmal und verinnerliche diesen.

Ein Workout gehört nur Dir und dieses gestaltest Du nach Deinen eigenen Wünschen. Dir ist aus Deinem Alltagsleben mit großer Wahrscheinlichkeit folgendes bekannt: Dinge, über die Du nicht selbstständig entscheiden darfst, haben einen negativen Beigeschmack. Folglich gehört das Training nicht dazu. Hier kannst Du selbst entscheiden, wie viel Zeit und Anstrengung Du investierst. Somit kannst Du Deine körperlichen Aktivitäten als Belohnung sehen und nicht als notwendiges Übel. Auch die „Länge" der Pausen bestimmst Du selbst. Es ist kein Beinbruch, wenn Du Deine Übungen mal ausfallen lässt und lieber einen gemütlichen Tag machst. Es ist sogar gut. So wie eine Maschine gewartet werden muss, brauchst auch Du einen „Kundendienst", um gesund und leistungsfähig zu bleiben. Vielmehr ist es sogar sinnvoll, dass du Deinem Organismus nach einem harten Workout eine Pause gibst, damit er sich erholen kann.

Ein weiterer Vorteil ist die Abwechslung. Beim Arbeiten verrichten wir häufig monotone Dinge. Klar gibt es hier und dort verschiedene Aufgaben zu bewältigen, aber ein gewisses Standardmodel der Abarbeitung ist nicht zu leugnen. Trotzdem müssen wir diese Anforderungen erledigen. Auch dieses Muster trifft für Dein Training nicht zu. Du bist Dein eigener

Meister und kannst so Deinem Lustprinzip freien Lauf lassen. Neben dem Auswählen von Kraft- und Ausdauertraining kannst Du die Übungen ins Auge fassen, die Dich gerade ansprechen. Es ist vollkommen verständlich, dass niemand für ein Beintraining motiviert ist, wenn tags vorher ein längerer Lauf vorausgegangen ist. Das wäre ja wie einer alltäglichen Arbeit nachgehen. Bringe Abwechslung ins Spiel und entscheide Dich für eine andere Übung. Du wirst bei jedem Workout Deinem Traumkörper ein Stück näherkommen und Kalorien verbrennen. Dies darf und soll natürlich mit Freude und Spaß geschehen.

Bedenke bitte auch, dass nicht jeder Tag gleich verläuft. Das ist völlig normal. Du stehst am Morgen auf und bist schon gerädert. In solchen Situationen macht es keinen Sinn, sich gedanklich mit sportlichen Aktivitäten auseinander zu setzen. Die praktische Durchführung funktioniert hier schon zweimal nicht. Versuche hier den Tag gut zu bewältigen und auf eine ausgewogene, gesunde Ernährung zu achten. Das ist viel sinnvoller, den ein „Zwingen" zu einem Workout bringt hier gar nichts. Du kannst ja am nächsten Tag wieder angreifen und hier richtig Gas geben.

Gute Ratschläge wie „Geh mal trainieren und lenke Dich ab!" bringen gar nichts, wenn Du für eine körperliche Aktivität keinerlei Eigenmotivation aufbringen kannst. Das Gegenteil wird meistens sogar der Fall sein. Wer sich lustlos zu irgendwelchen Übungen straft, wird sich damit negative Situationen schaffen und diese als Erfahrungen abspeichern. Folglich wirst Du daran keine Freude finden und das Workout nicht mehr ausüben wollen. Trainiere also nur, wenn Du Dich selbständig dafür motivieren kannst. Klar ist auch, dass nur ein Workout sinnvoll ist, wenn Dein Organismus sich wohl fühlt. Ein Training kannst Du nicht erzwingen. Möglicherweise zwingst Du Dich trotz schlechter körperlicher Verfassung zur Arbeit zu gehen, aber beim Ausüben von Sport macht das null Sinn. Hier wirst Du Deinem Organismus nur die Energie rauben, die er zur Genesung benötigt. Auch solltest Du Dich nicht auf ein festes Ritual festlegen.

Die richtige Auswahl Deiner Übungen bestimmt über Sieg und Niederlage. Was ich mit dieser Flexibilität meine, erkläre ich Dir anhand eines Beispiels. Kurz nach dem Aufstehen sitze ich mit einer Tasse Kaffee am Tisch und bin hochmotiviert für ein Workout. Leider ruft die Arbeit. Für den Feierabend nehme ich mir nun ein richtig hartes Bauchtraining vor und freue mich schon während der Arbeitszeit darauf. Leider ist es so, dass ich vor einigen Jahren eine kleine Auseinandersetzung mit einem Baum hatte und mich am Rücken verletzte. Wenn ich nun den ganzen Tag mit „Babe" (so heißt meine Motorsäge) unterwegs war, kommt es vor, dass am Abend eine Bandscheibe verrücktspielt. Ein hartes Bauchtraining wäre jetzt wie Öl ins Feuer gießen. An diesen Tagen setze ich mich dann lieber auf das Ergometer, entlaste meinen Rücken und erfreue mich an dem Ausdauertraining. Es bringt Dir keinen Erfolg, wenn Deine Ellenbogen schmerzen und Du Dich dann beim Klimmziehen versuchst. Eine Übung zur Stärkung der Bauchmuskulatur wäre deutlich sinnvoller, wenn Du schon für ein Workout zu begeistern bist.

Diese Flexibilität rate ich Dir auch bei Muskelkater. Immer wieder hört man von jemanden, dass es sich empfiehlt, bei „Kater" nochmals zu trainieren. Angeblich sollen die Schmerzen hierdurch nachlassen. Das ist völliger Blödsinn. Du weißt schon, dass bei einem Muskelkater mikroskopisch kleine Risse in den Fasern entstanden sind. Diese müssen sich erst mit Hilfe von Protein wieder füllen. Hier brauchen Deine Muskeln Ruhe, um zu heilen und zu wachsen. Solltest Du dennoch den Drang verspüren Dich zu bewegen, lasse diese Partien in Ruhe und genieße ein Workout, welches nicht auf diese Muskelgruppe abzielt.

Ein Training unterliegt keinem Zwang. Bei Unlust, Verletzungen oder Krankheit macht es keinen Sinn, sich zum Sport zu zwingen. Die Erfahrungen, die Du damit machst, schwächen Deine Motivation und bringen Dir keinen Erfolg. Gönne Deinem Körper Ruhepausen, um Deinen „Akku neu zu laden". Vergiss bitte nicht, dass Deine Muskulatur nur in den Ruhepausen wächst. Ein tägliches Auspowern bis zum Anschlag schmälert Dein Weiterkommen in puncto Leistung, Muskelwachstum und auch dauerhafter Motivation. Höre auf Deinen Körper und finde heraus, welche Belastung und Form des Trainings ihm guttut. Indem Du die Regeln selbst bestimmst, hast Du die Möglichkeit Dich langfristig zu motivieren. Folglich wirst Du mit den sportlichen Aktivitäten nur Angenehmes verbinden und dies ist der Schlüssel zum Erfolg.

Verabschiede Dich von dem Gedanken, dass ein Training etwas Besonderes ist, das Du nur zu einer bestimmten Zeit an einem bestimmten Ort durchführen kannst. Dein Workout beginnt schon in Deinem Kopf. Der richtige Zeitpunkt zum Trainieren ist immer. Der perfekte Ort ist da, wo Du Dich gerade aufhältst. Du hast alles an Dir, was Du dafür benötigst. Der gesunde Geist steckt in Deinem Kopf und eine entsprechende Muskulatur hast Du bei der Geburt verpasst bekommen. Versuche den Alltag dafür zu nutzen. Warum solltest Du ein- oder zweimal die Woche für ein paar Übungen irgendwo hinfahren, wenn Du den ganzen Tag nutzen könntest? Zudem kommt doch manchmal etwas dazwischen und dann kannst Du Deinen geplanten Trainingstermin gar nicht einhalten. Nur ein Workout, welches auch stattfindet, bringt Dich Deinem Ziel näher. Hierfür möchte ich Dir noch einige Tipps geben, wie Du das am besten umsetzen kannst.

Nutze sämtliche Situationen, um Dich in Topform zu bringen. Viele kleine Übungseinheiten sind besser als nur ein einziges oder gar kein Training. Zudem ist ein kleines Workout zwischendurch viel leichter zu realisieren als ein stundenlanges Programm. Auch die Motivation für einen „Quickie" kannst Du viel besser aufrechterhalten als ein Mammutprogramm an Übungen. Gerade Anfänger oder vielbeschäftigte Menschen können sich so selbst auf die Sprünge helfen.

Eine hervorragende Möglichkeit, ein Workout einzubauen, ist der Haushalt. Als Junggeselle bin ich dazu verdammt, sämtliche Tätigkeiten, die anfallen, selbst zu erledigen. Dass diese Aufgaben keinen besonderen Spaß machen, ist wohl jedem bekannt. Also bietet es sich an, den langweiligen Haushalt mit einem Workout zu verbinden. Für das Wäsche Zusammenlegen praktiziere ich schon seit Jahren folgende Methode. Zwischen Wäschespinne, auf der meine Klamotten trocknen, und dem Schrank, wo ich diese Kleidung aufbewahre, wähle ich die größtmögliche Entfernung. Leider wohne ich nur auf einer Etage, sonst könnte ich das Treppensteigen noch mit einbauen. Ich beginne mit Liegestützen, lege die Handtücher zusammen und verstaue diese im Kleiderschrank. Anschließend absolviere ich Kniebeugen und mache mich über die Socken her. Natürlich werden diese sofort wieder aufgeräumt. Bevor ich mich der Unterwäsche widme, führe ich den Unterarmstütz durch. Selbstverständlich folgt auch hier wieder der Gang zum Schrank. Hier genehmige ich mir so viele Übungen, bis die gesamte Wäsche ihren Bestimmungsort gefunden hat. Dass gute Musik dabei läuft, versteht sich von selbst. Ein Mensch, der für mehrere Personen den Haushalt wirft, kann hier schon an seine Grenzen kommen. Probiere es einfach mal aus. Du hast nichts zu verlieren und gewinnst so ein gutes Workout.

Auch das Zähneputzen verfeinere ich mir mit zwei Übungen. Während ich mit der Zahnbürste in meinem Mund herumhantiere, trainiere ich meine Oberschenkel mit dem Wandsitzen. Du glaubst gar nicht, wie lang plötzlich ein paar Minuten werden können. Hierfür eignet sich eine elektrische Zahnbürste besser als das herkömmliche handbetriebene Model, denn anfangs ist es etwas ungewohnt, beides gleichzeitig durchzuführen. Zur Abwechslung kannst Du aber auch auf den Zehenspitzen stehen und es genießen, wie sich beim Gurgeln Deine Waden aufblasen. Diese Übung kannst Du sogar mit Deinen Kindern ausführen, wenn Du welche hast. Das ungeliebte Schrubben der Zähne wird so Nebensache, weil sich die Kleinen nur noch auf das vernünftige Stehen konzentrieren.

Beim Fernsehen ziehe ich ebenfalls ein Workout durch. Hierfür eigenen sich die Werbepausen bestens. Die Reklame weckt sowieso nur Wünsche auf etwas, was man bei genauerer Betrachtung gar nicht benötigt. Dazu stehe ich kurz vom Sofa auf und mache eine Übungseinheit. Dies empfehle ich Dir auch. Stundenlanges Herumlümmeln auf der Couch verursacht eh meist nur Verspannungen. Bei einem Spielfilm kannst Du beinahe ein komplettes Bauchtraining durchführen. Meiner Meinung nach ist es eine gute Zeitausnutzung, denn an den nervigen Unterbrechungen kannst Du ja sowieso nichts ändern.

Auch das Kochen kannst Du mit einer sportlichen Aktivität verbinden. Monotones Kartoffelschälen wird durch das Wadenstehen zur echten Herausforderung. Neben der Zubereitung von gesunden Speisen verbrennst Du Kalorien und stärkst Deine Muskeln in den Unterbeinen. Hört sich im ersten Moment vielleicht einfach an. Deine Meinung wird sich aber ganz schnell ändern, wenn Du einem ganzen Sack Erdäpfel die Schale abgezogen hast und dabei auf den Fußballen stehst. Frühstückseier machen sich von selbst. Hier warte ich auch nicht 5 Minuten, bis ihnen mal die Schale platzt. Die Hühnerprodukte bringe ich stets mit ein paar Sätzen Klimmzüge in Verbindung. Finde ich sehr sinnvoll, denn das Protein der Frühstückseier kann anschließend sofort in meine beanspruchte Armmuskulatur wandern. Das Kaffee Zubereiten habe ich bereits in den Ritualen beschrieben. Während die gemahlenen Bohnen ihr Aroma abgeben, absolviere ich täglich die Crunches auf dem Stuhl. Da ich jeden Morgen Kaffee trinke, bekommt mein Bauch gar keine Chance, eine „Schutzschicht" aufzubauen.

Natürlich kannst Du ein Bauchtraining auch im Büro abhalten. Setzte Dich dazu ganz normal an den Arbeitsplatz und stütze die Ellenbogen auf den Schreibtisch. Deine Hände faltest Du dabei zusammen und lehnst Deinen Kopf darauf. Deine Kollegen werden davon ausgehen, dass Du über etwas Wichtiges nachdenkst und keiner bemerkt, dass Deine angewinkelten Beine einige Zentimeter über dem Boden schweben. Deinem Vorgesetzten wird diese kleine Auszeit nicht weh tun und Du profitierst vom bezahlten Training. Während Deine Kollegen zum Rauchen gehen, wirst Du wohl etwas für Deine Gesundheit machen dürfen, nicht wahr? Dieses Workout habe ich während meiner Schulzeit häufig praktiziert.

Um nicht den Rahmen dieses Buches mit weiteren Beispielen zu sprengen, werde ich hier das Stoppschild einführen. Du bist selber ein schlauer Kopf und wirst mit Sicherheit noch viele Möglichkeiten finden, dass Training im Alltag mit einzubauen. Du kennst schließlich Deinen Tagesablauf am besten. Ich bin schon oft gefragt worden, ob die beschriebenen Trainingsmethoden funktionieren und welche Gründe es hierfür gibt. Die Antwort lautet ja! Dass diese Methode funktioniert, weiß ich aus eigener Erfahrung, da ich es selbst praktiziere. Die Gründe hierfür sind auch einleuchtend. Einen trainierten, gesunden Körper bekommst Du nur durch die Kombination einer ausgewogenen Ernährung und körperlicher Aktivität. Die ausgewogene Ernährung haben wir in den vorausgegangenen Kapiteln schon ausgiebig durchgekaut. Was ein Überschuss von nur 100 Kalorien am Tag mit Deinem Reservetank anstellt, weißt Du auch bereits. Versuche durch eine vernünftige Nahrungszufuhr diesen Wert in die andere Richtung zu lenken. Das ist die halbe Miete! Ein gezieltes, effektives Workout hilft Dir weiterhin, Kalorien zu verbrennen. Hierzu eigenen sich beide Formen des Sports, Ausdauer - und Krafttraining.

Was ist aber mit den kurzen Workouts für zwischendurch? Bringen diese auch einen Vorteil mit sich? Ich sage nur: „Aber Hallo, sie sind das Salz in der Suppe!" Dazu möchte ich Dir ein weiteres Beispiel geben und die Wichtigkeit durch ein Rechenbeispiel verdeutlichen. Du verbringst ungefähr 15 Stunden am Tag im Wachzustand. Nehmen wir mal an, Du zwickst jeder Stunde nur 3 Minuten Zeit für ein kurzes Workout ab, so wärst Du am Tag mit 45 Minuten Training beschäftigt, was Dir auf Grund der „Miniworkouts" gar nicht schwerfällt. Das schafft natürlich nur eine Person, die den ganzen Tag zu Hause verbringen kann. Daher reduziere ich diese dreiviertel Stunde auf 30 Minuten. Das schafft wirklich jeder. Auch wenn Du arbeiten musst, sind in der Früh 10 Minuten drin. Die restlichen 20 Minuten kannst Du Dir ja nach dem Feierabend gemütlich einteilen. Eine halbe Stunde über den Tag verteilt ist wirklich nicht viel. So lange dauern schon die Werbeunterbrechungen während eines Spielfilms. Wenn wir jetzt diese 30 Minuten auf ein Jahr hochrechnen, fallen Dir fast die Augen aus dem Kopf. Durch diese kurzen, täglichen Übungseinheiten bringst Du es auf sage und schreibe 182 Stunden Training pro Jahr. Noch unwahrscheinlicher klingt nun Dein Kalorienverbrauch, den Du erwirtschaftet hast. Selbst wenn wir für die

Berechnung einen niedrigen Wert von 350 kcal/Std für Deine körperliche Aktivität hernehmen, hast Du knapp 64.000 Kalorien aus Deinem Reservetank genommen. Dies entspricht dem Energiewert von über 9 Kilogramm reinem Körperfett. Natürlich wirst Du in einem Jahr nicht diesen Wert abnehmen. Durch die Workouts reduzierst Du zwar Dein Körperfett, aber im gleichen Zuge baust Du ja auch Muskelmasse auf. Du wirst aber einen kräftigen, leistungsfähigen Körper erhalten und die dazugewonnene Muskelmasse sorgt dafür, dass Du noch mehr Kalorien verbrennst, sobald Du diese aktivierst. Plötzlich befindest du Dich im positiven Kreislauf. Damit Du sämtliche Methoden richtig auskosten kannst, möchte ich Dir zusammenfassend die optimale Vorgehensweise beschreiben. Versuche Dich daran zu halten und überstürze nichts. Zu viele Veränderungen bedeuten für den Körper eine Stresssituation und die gilt es zu vermeiden.

1. Absolviere in den ersten Wochen ein tägliches Training. Achte darauf, dass Du die Übungen korrekt ausführst. Versuche dabei nicht zu übertreiben. Du hast ja die Möglichkeit, am nächsten Tag eine andere Muskelgruppe zu beanspruchen. Vorfreude ist die beste Motivation auf den nächsten sportlichen Tag.

2. Stelle langsam, aber gezielt Deine Ernährung um. Bitte mache Dir klar, dass plötzliche, große Veränderungen zum Scheitern verurteilt sind. Wichtig ist hier nicht das Anfangen, sondern das Durchhalten. Nach dem ersten Schritt folgt der zweite Schritt. Das Laufen hast Du auch nicht an einem Tag erlernt. Achte darauf, dass Du Deine ungesunden Essgewohnheiten behutsam, aber stetig umstellst. Das Dein Körper genügend Flüssigkeit benötigt, weißt Du bereits. Greife hierzu am besten zu Wasser.

3. Schaffe Dir neue Rituale. Hier kannst Du jeder Stunde ein paar Minuten klauen und ein Miniworkout absolvieren. Dass sich hier über das Jahr einiges tut, haben wir vorhin zusammen berechnet. Auch sämtliche Beispiele, die ich bereits erwähnt habe, kannst Du hier unterbringen.

4. Erweitere Deine Aktivitäten. Wenn ich Dir einen Taler schenke, wirst Du nicht reich. Wenn Dir aber jeder Mensch einen Taler gibt, bringt das Dein Sparschwein zum Platzen. Dies gilt auch für jede andere kleine Maßnahme. Letztendlich addiert sich alles zusammen. Gehe zu Fuß zum Einkaufen oder parke etwas abseits. Meide Fahrstühle und erfreue Dich an den Stufen. Je mehr Du in dieser Richtung aktivierst, desto größer wird Dein Erfolg sein.

Zum Schluss möchte ich Dir noch einen Rat mit auf den Weg geben. Motiviere Dich selbst für Deine „Verwandlung", denn nur Du hast es in der Hand. Stell Dir bildlich vor, wie Du in einem Jahr aussehen möchtest. Bleibe dabei realistisch und versuche nichts mit Gewalt zu erzwingen. Ein wenig Zeit musst Du Dir und Deinem Körper schon geben. Sieh die gesunde, ausgewogene Ernährung und die verschiedenen Workouts vielmehr als Bereicherung für Dein Leben. Mit entsprechendem Ehrgeiz wirst Du Deinem Ziel jeden Tag ein Stück näherkommen.

Nachwort

Liebe Leserin,
lieber Leser,
ich habe mir viele Gedanken gemacht, ob und wie ich ein Nachwort verfasse. Jedes Mal, wenn ich ein Buch las und das Ende in Sicht war, stimmte mich das ein wenig melancholisch. Vielleicht lag das daran, dass es meist eine gute Lektüre war und ich mich nicht von dieser trennen wollte. Abschied hat für mich immer einen bitteren Beigeschmack. Anfangs konnte ich mir gar nicht vorstellen, ein ganzes Buch zu verfassen. Nun fällt es mir schwer, dieses zu beenden, weil das Schreiben wirklich Spaß gemacht hat. Während der Erschaffung musste ich mich mit meinem Leben auseinandersetzen. Im Nachhinein konnte ich feststellen, dass ich eine schöne, aber manchmal auch extreme Zeit durchlaufen habe. Ohne diese Erfahrungen wäre es mir nicht möglich gewesen, diesen „Ratgeber" zu verwirklichen.

Ich habe in meinem Ratgeber bewusst auf Logos, Marken, Titel, Werbung und Namen verzichtet. Ich möchte niemandem zu nahetreten und bewege mich rechtlich gesehen gerne auf der sicheren Seite. Sämtliche Bilder habe ich mit einem Handy und einem Selbstauslöser im Alter zwischen 40 und 42 Jahren aufgenommen.

Natürlich dürfen in einem Nachwort die Danksagungen nicht fehlen. Beginnen möchte ich bei meinen Eltern. Sie haben mir die gesunde Ernährung schon in den frühen Jahren vermittelt. Klar war ich als Kind nicht immer von den gesunden Sachen begeistert, aber ohne diese Kost wäre ich jetzt vermutlich nicht so fit. Des Weiteren gebührt ein Dank meinem Chef. Er hat mir immer wieder gezeigt, dass man trotz Schicksalsschlägen seine Ziele erreichen kann, wenn man sich nur festbeißt wie eine Laus im Hundefell. Letztendlich bedanke ich mich noch bei meinen guten Freunden, der Königin der Kniebeugen, meinem Schwager und meiner Schwester, die mich immer wieder motiviert haben, dieses Buch fertigzustellen.

Ich hoffe, Du hattest Spaß beim Lesen und kannst was mit meinen Informationen und Ratschlägen anfangen.

Über eine sachliche Kritik und neue Übungen würde ich mich freuen. Hierzu kannst Du mir gerne eine E-Mail zukommen lassen. Meine Email-Adresse lautet: Bonsai-Tiger@gmx.de

Wundere Dich aber bitte nicht, wenn die Beantwortung lange dauert, denn neben Arbeit und Training hat mein Tag auch nur 24 Stunden. Ich verabschiede mich und verbleibe mit meinem Lieblingsspruch, mit dem ich das Buch begonnen habe:

„Zweifle nicht an dem, was Du tust, sondern zweifle an dem, was andere nicht tun!"

Ende